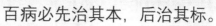

李时珍： 缓则治其本，急则治其标。
百病必先治其本，后治其标。

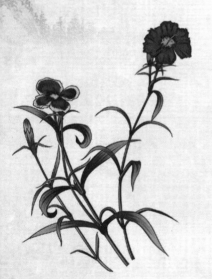

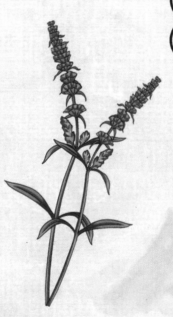

本草纲目

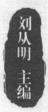
一看就懂

刘从明 主编

华龄出版社
HUALING PRESS

责任编辑：郑建军
责任印制：李未圻

图书在版编目（CIP）数据

　　本草纲目一看就懂 / 刘从明主编. -- 北京：华龄
出版社, 2020.12
　　ISBN 978-7-5169-1854-8

　　Ⅰ.①本… Ⅱ.①刘… Ⅲ.①《本草纲目》－普及读
物 Ⅳ.①R281.3-49

　　中国版本图书馆CIP数据核字(2021)第003035号

书　　　名：本草纲目一看就懂
作　　　者：刘从明
出版发行：华龄出版社
地　　　址：北京市东城区安定门外大街甲57号　　邮　　编：100011
电　　　话：010-58122255　　　　　　　　　　　传　　真：010-84049572
网　　　址：http://www.hualingpress.com

印　　　刷：水印书香（唐山）印刷有限公司
版　　　次：2021年9月第1版　　　2021年9月第1次印刷
开　　　本：710mm×1000mm　　1/16　　　印　　张：14
字　　　数：200千字
定　　　价：69.00元

前 言

  《本草纲目》为明代著名本草学家、医学家、博物学家李时珍所撰，被誉为"东方药学巨典"，它集中体现了中国古代医学所取得的伟大成就，是取之不尽的中华医学知识宝库，素享"医学之渊海""格物之通典"之美誉，其内容极为广泛，如在生物、化学、天文、地理、地质、采矿以及历史学等方面都有一定的成就，可以说是一部有着世界性影响的博物学著作。它自问世以来，一直以其前无古人、后无来者之雄姿独占中国古代药学之鳌头，成为中国古代药学史上部头最大、内容最丰富的巨著，曾被英国生物学家达尔文誉为"中国的百科全书"。

  为了能让这部最能代表中国文化的医学巨著得以更好地展现，被现代人更好地利用，我们汲取巨典之精髓，重新编选了这部《本草纲目》以飨广大读者。本书以常见、常用为原则，以药材功效为纲，分为解表药、清热药、祛风除湿药、温中理气开窍安神药、泻下消食药、止血活血药、化痰止咳平喘药、补虚健体药等。每种药材都附有释名，接着又分为集解、药用部分、形态特征、生境分布、成品选鉴、使用注意、实用妙方等几个方面进行详细介绍，并配以逼真细致的手绘彩图和药材饮片实物照片，全方位立体地为读者展现出中草药的形态。手绘彩图色彩逼真，将植物的细节展现得淋漓尽致，并配有牵线文字，对植物的花、茎叶、果实、种子、根皮等部位进行详细的说明；药材饮片实物照片则向读者展现了植物入药时的形态，加上对药材饮片的文字描述，可以为读者鉴别中草药提供必要的参考。

本书编排严谨，校点精当，图文并茂、生动形象。由于编者水平有限，本书难免存在不妥及疏漏之处，特别是品种考证及配图方面，不同的学者根据自己所掌握的知识会有不同的解读，敬请读者批评指正。

编者

目　录

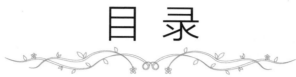

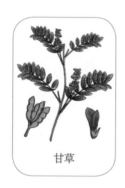
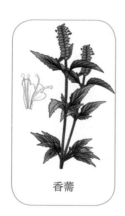

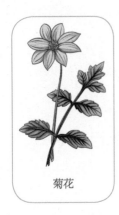

菊花

❧ 第三章　清热药 ❧

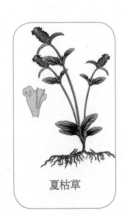

夏枯草

第四章　祛风除湿药

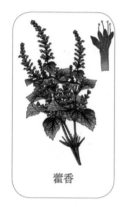

藿香

第五章　温中理气、开窍安神药

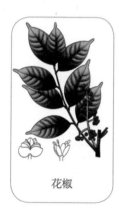

花椒

❧ 第六章　泻下消食药 ❧

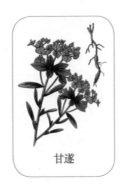

甘遂

❧ 第七章　止血活血药 ❧

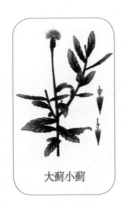

大蓟小蓟

❧ 第八章　化痰止咳平喘药 ❧

旋覆花

❧ 第九章　补虚健体药 ❧

淫羊藿

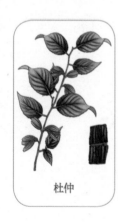

杜仲

第一章

轻松读懂《本草纲目》

《本草纲目》不仅是我国一部药物学巨著，也是我国古代的百科全书。要想读懂它，必须对中药学的基本理论有所了解，什么是药材的气味阴阳，怎样鉴别中药的优劣，中药的使用禁忌有哪些。

中草药的采集与储藏

中草药的采收季节、时间、方法和储藏等对中草药的品质好坏有着密切的关系，是保证药物质量的重要环节。因此，采药要根据不同的药用部分（如植物的根、茎、叶、花、果实、种子或全草都有一定的生长成熟时期，动物亦有一定的捕捉与加工时期），有计划地进行采制和储藏，这样才能得到较高的产量和品质较好的药物，以保证药物的供应和疗效。除某些药物所含的有效成分在采制和储藏方面有特殊的要求外，一般植物类的药物的采收原则如下：

全草、茎枝及叶类药物

大多在夏秋季节植株充分成长、茎叶茂盛或开花时期采集，但有些植物的叶亦有在秋冬时采收的。多年生草本常割取地上部分，如益母草、薄荷等；一些茎较柔弱植物矮小及必须带根用的药物则连根拔起，如垂盆草、紫花地下等。

根和根茎类药物

一般是在秋季植物地上部分开始枯萎或早春植物抽苗时采集，这时植物的养分多储藏在根或根茎部，所采的药物产量高，质量好。但也有些根及根茎如孩儿参、半夏、延胡索等则在夏天采收。多数的根及根茎类药物需生长一年或二年以上才能采收供药用。

花类药物

多在花未开放的花蕾时期或刚开时候采集，以免香味失散、花瓣散落，影响质量，如金银花、月季花等。由于植物的花期一般很短，有的要分次及时采集，如红花要采花冠由黄变红的花瓣，花粉粒需盛开时采收，如松花粉、蒲黄等。采花最好在晴天早晨，以便采后迅速晾晒干燥。

果实类药物

除少数采用未成熟果实如青皮、桑椹等外，一般应在果实成熟时采集。

🌱 种子

通常在完全成熟后采集。有些种子成熟后容易散落，如牵牛子、急性子（凤仙花子）等，则在果实成熟而未开裂时采集。有些既用全草、又用种子的药物，则可在种子成熟时，割取全草，将种子打下后分别晒干储藏，如车前子、紫苏子等。

🌱 树皮和根皮类药物

通常是在春夏间剥取，这时正值植物生长旺盛期，浆液较多，容易剥离。剥树皮时应注意不能将树干整个一圈剥下，以免影响树干的输导系统，造成树木的死亡。

关于动物药，一般潜藏在地下的小动物，宜在夏秋季捕捉，如蚯蚓、蟋蟀等；大动物虽然四季皆可捕捉，但一般宜在秋冬季猎取，不过鹿茸必须在雄鹿幼角未角化时采取。

此外，在采收药物时还须要注意天气变化，如阴雨时采集，往往不能及时干燥，以致腐烂变质。在采集药物时，应该重视保护药源，既要考虑当前的需要，又要考虑长远的利益。

药物在采集以后，都应采取一定的加工处理，以便储藏。如系植物类药品，采集后应先除去泥土杂质和非药用部分，洗净切断，除鲜用外，都应根据药物的性质，及时放在日光下晒干，或阴干，或烘干，分别保藏。有些含水分较多的药物如马齿苋等，可在洗净后切断，多晒几天，才能晒干。植物的果实或种子如五味子、女贞子、莱菔子、葶苈子、白芥子等须放在密封的瓮内；植物的茎叶或根部没有芳香性的如益母草、木贼草、夏枯草、大青叶、板蓝根、首乌藤等可放在干燥阴凉处或贮于木箱内；芳香性药物及花类如菊花、金银花、月季花等，须放在石灰瓮内，以防受潮霉烂变质。种子类药物要防虫鼠。动物药及脏器组织如蕲蛇、乌梢蛇、蜈蚣、地鳖虫、胎盘等，在烘干后，应放在储有石灰的缸中，以保持干燥，并放在冷暗干燥的地方，以防虫蛀或腐烂。

矿物药如石膏、滑石、灵磁石等可放在木箱内；但其中如芒硝、硼砂等须放在瓮内盖紧，以防受潮。

剧毒药物要另行储藏保管，防止发生事故。储藏药物的库房须经常保持清洁干燥和防虫、鼠的侵蚀；药物仍须勤加翻晒，对某些易生虫蛀或容易受潮发油的药物，如前胡羌活、独活、甘遂、当归等，必须经常检查，以防霉蛀变质。

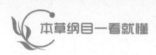

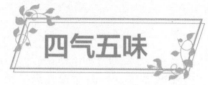

四气五味

四气五味，就是药物的性味，代表药物的药性和滋味两个方面。其中的"性"又称为"气"，是古代通用、沿袭至今的名词，所以四气也就是四性。性和味的作用，既有区别，又有联系。

四气，就是寒、热、温、凉四种药性。寒凉和温热是对立的两种药性；寒和凉之间、热和温之间，是程度上的不同，也就是说药性相同，但在程度上有差别，温次于热、凉次于寒。

药性的寒、热、温、凉，是药物作用于人体发生的反应归纳出来的，例如，感受风寒、怕冷发热、流清涕、小便清长、舌苔白，这是寒的症状，这时用紫苏、生姜煎了汤饮服后，可以使病员发一些汗，就能消除上列症状，说明紫苏、生姜的药性是温热的。如果生了疗疮、局部红肿疼痛，甚至小便黄色、舌苔发黄，或有发热，这就是热的症状，这时用金银花、菊花来治疗，可以得到治愈，说明金银花、菊花的药性是寒凉的。

中草药的药性，通过长时期的临床实践，绝大多数已为人们所掌握，如果我们熟悉了各种药物的药性，就可以根据"疗寒以热药、疗热以寒药"和"热者寒之、寒者热之"的治疗原则针对病情适当应用了。一般是，寒凉药，大多具有清热、泻火、解毒等作用，常用来治疗热性病症。温热药，大多具有温中、助阳、散寒等作用，常用来治疗寒性病症。此外，还有一些药物的药性较为平和，称为"平"性。由于平性药没有寒凉药或温热药的作用来得显著，所以在实际上虽有寒、热、温、凉、平正气，而一般仍称为四气。

五味，就是辛、甘、酸、苦、咸五种不同的滋味。它主要是由味觉器官辨别出来的，或是根据临床治疗中反映出来的效果而确定的。各种滋味的作用如下：

辛 有发散、行气或润养等作用。一般发汗的药物与行气的药物，大多数有辛味；某些补养的药物，也有辛味。

甘 有滋补、和中或缓急的作用。一般滋补性的药物及调和药性的药物，大多数有甘味。

酸 有收敛、固涩等作用。一般带有酸味的药物，大都具有止汗、止渴等作用。

苦 有泻火、燥湿、通泄、下降等作用。一般具有清热、燥湿、泻下和降逆作用的药物，大多数有苦味。

咸 有软坚、散结或泻下等作用。一般能消散结块的药物和一部分泻下通便的药物，带有咸味。

气和味的关系是非常密切的，每一种药物既具有一定的气，又具有一定的味。由于气有气的作用，味有味的作用，必须将气和味的作用综合起来看待，例如，紫苏性味辛温，辛能发散，温能散寒，所以可知紫苏的主要作用是发散风寒；芦根性味甘寒，甘能生津，寒能清热，所以可知芦根的主要作用是清热生津……

一般说，性味相同的药物，其主要作用也大致相同；性味不同的药物，功效也就有所区别；性同味不同，或味同性不同的药物在功效上也有共同之处和不同之点。例如，同样是寒性药，若味不相同，或为苦寒，或为辛寒，其作用就有所差异，如黄连苦寒可以清热燥湿，浮萍辛寒可以疏解风热；同样是甘味药，但气有所不同，或为甘温，或为甘寒，其作用也不一样，如黄芪甘温可以补气，芦根甘寒能清热生津。所以，在辨识药性时，不能把药物的气与味孤立起来。

中药五味的补泻原则

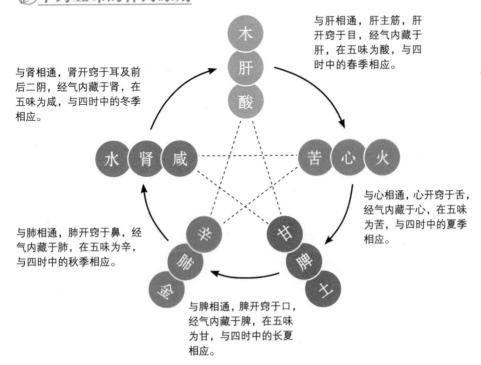

与肾相通，肾开窍于耳及前后二阴，经气内藏于肾，在五味为咸，与四时中的冬季相应。

与肝相通，肝主筋，肝开窍于目，经气内藏于肝，在五味为酸，与四时中的春季相应。

与心相通，心开窍于舌，经气内藏于心，在五味为苦，与四时中的夏季相应。

与肺相通，肺开窍于鼻，经气内藏于肺，在五味为辛，与四时中的秋季相应。

与脾相通，脾开窍于口，经气内藏于脾，在五味为甘，与四时中的长夏相应。

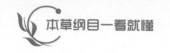

升降浮沉，就是药物作用于人体的四种趋向。它们的意义如下：

升：就是上升、升提的意思，能治病势下陷的药物，都有升的作用。

降：就是下降、降逆的意思，能治病势上逆的药物，都有降的作用。

浮：就是轻浮、上行发散的意思，能治病位在表的药物，都有浮的作用。

沉：就是重沉、下行泄利的意思，能治病位在里的药物，都有沉的作用。

归纳来说，凡升浮的药物，都能上行、向外；如升阳、发表、散寒、催吐等作用的药物，药性都是升浮的。凡沉降的药物，都能下行、向里；如清热、泻下、利水、收敛、平喘、止呃等作用的药物，药性都是沉降的。

升降浮沉，既是四种不同药性，同时在临床上又作为用药的原则，这是它的重要意义。因为人体发生病变的部位有上、下、表、里的不同，病势有上逆和下陷的差别，在治疗上就 需要针对病情，选用药物。病势上逆者，宜降不宜升，如胃气上逆的呕吐，当用姜半夏降逆止呕，不可用瓜蒂等涌吐药；病势下陷者，宜升不宜降，如久泻脱肛，当用黄芪、党参、升麻、柴胡等益气升提，不可用大黄等通便药；病位在表者，宜发表而不宜收敛，因表证须发汗解表，当用紫苏、生姜等升浮药，而不能用浮小麦、糯稻根等收敛止汗药；病位在里者，宜清热、泻下或温里、利水等沉降药，不宜用解表药等。如肝阳上逆的头痛，误用升散药，反而造成肝阳更为亢盛的情况；脾阳下陷的泄泻，误用泄降药，反而造成中气更为下陷以致久泻不止的症状。

升降浮沉，也是对药性认识的一种归纳方法，并且在应用上和药物的归经有密切联系。例如，肺病咳嗽，当用肺经药物，但又须区分病势的情况，考虑升浮沉降的药物；如果由于 外邪束肺、肺气失宣引起的咳嗽，当用升浮药发散外邪、宣畅肺气，如麻黄、桔梗等；如肺虚久咳就应该用敛肺止咳的五味子、诃子药性沉降的药物来治疗。又如，气分上逆的病症， 应当用沉降药来治疗，但又须区别属于何经的病症，如胃气上逆、呕吐呃逆，就要用半夏、丁香等胃经降逆药；肺气上逆、咳嗽气喘，就要用旋覆花、白前等肺经降逆药。

升降浮沉的药性，一般来说和药物的性味、质地有一定关系。

在药性方面来说，凡味属辛甘、性属温热的药物，大都为升浮药；味属苦、酸、咸，性属寒凉的药物，大都为沉降药，因此有"酸咸无升、辛甘无降、寒无浮散、热无沉降"的说法。

在药物质地方面来说，凡花、叶以及质轻的药物，大都为升浮药；种子、果实、矿石以及质重的药物，大都为沉降药。

但是，上述情况又并不是绝对的，还必须从各种药物的功效特点来考虑，例如，诸花皆升，旋覆花独降。在性味和质地方面，药物的升降浮沉也是如此，如苏子辛温、沉香辛微温，　从性味来说应是升浮，但因为质重，所以作用为沉降；胡荽子药用种子应是沉降，但因为药性辛温，所以作用为升浮等等。此外，通过药物的炮制，也能使升降浮沉有所转化，如酒炒则升、姜制则散、醋炒则敛、盐制则下行……

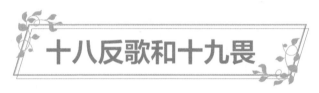

十八反歌和十九畏

十八反歌：

本草明言十八反，半蒌贝蔹芨攻乌，藻戟遂芫俱战草，诸参辛芍叛藜芦。

十九畏歌：

硫黄原是火中精，朴硝一见便相争，

水银莫与砒霜见，狼毒最怕密陀僧，

巴豆性烈最为上，偏与牵牛不顺情，

丁香莫与郁金见，牙硝难合京三棱，

川乌草乌不顺犀，人参最怕五灵脂，

官桂善能调冷气，若逢石脂便相欺，

大凡修合看顺逆，炮槛炙煿莫相依。

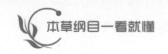

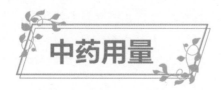

中草药的用量，直接影响它的疗效。如果应该用大剂量来治疗的，反而用小量药物，可能因药量太小，效力不够，不能及早痊愈，以致贻误病情；或者应该用小剂量来治疗的，反而用大量药物，可能因药过量，以致克伐人体的正气，都将对疾病的治疗带来不利的后果。

一般药物：干燥的一钱至三钱（如麻黄、荆芥、知母等），新鲜的药物一两至二两（如鲜茅根、鲜生地等）。

质地较轻的药物：三分至五分（如灯心草等），或一钱至一钱五分（薄荷叶等）。

质地较重的药物：三钱至五钱（如熟地黄、何首乌等），或一两至二两（如石膏等）。

有毒药物：毒性较小的用五厘至一分（如雄黄），毒性较大的用一毫至二毫（如砒霜）等。

其他用量：一支（如芦根）、一条（如蜈蚣、壁虎）、三只至五只（如葱白、番瓜蒂）、三片至五片（如生姜）、一角（即四分之一张，如荷叶）、一札（如灯心草）、数滴（如生姜汁）、十至二十毫升（如竹沥）等等。

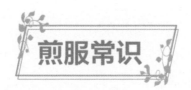

选好药锅

煎药最好选用砂锅或搪瓷锅，不宜使用铁锅煎药。中草药中含有一种叫鞣酸的化学物质，它碰上铁和其他贵重金属会生成不溶于水的鞣酸铁或其他鞣酸盐。它是一种对人体有害的物质。另一方面，草药中具有治疗作用的生物碱因得不到鞣酸而不能溶解于水，降低药效。

此外，煎药用锅必须清洁，每次煎药完毕最好立即去渣洗净。锅内若残存一些药渣，将会影响再次煎药的效果。

注意加水量

煎一剂药，应掌握好用水量。煎药前先将药物浸泡 20 ～ 30 分钟，一般煎药时水面以高出药面 1 ～ 2 横指为宜。当然，用水的多寡也应根据药物种类来确定。一般属于滋补一类的药物煎头汁需水约 300 毫升，二汁约 300 毫升；解表药，头汁约 300 毫升，二汁约 100 毫升；一般药，头汁约 200 毫升，二汁约 200 毫升。

掌握火候

煎药宜采取急火煎沸，慢火煎至液成的办法。一般感冒药不宜久煎，多以急火煎取；滋补药则宜小火久煎慢煨。中医外科炼制丹药，尤其强调掌握好武火（急火、大火），文火（慢火、小火）。

服用方法及时间的选择

空腹法：空腹服药易使药力得到发挥，东晋时期著名医药学家葛洪说："未食内虚，令毒势易行"。多用于实证疾病，特别是积滞、瘀血、水湿等病证。从部位上看，它适宜于治疗人体下部的疾病（心胸以及四肢、血脉）。具体服药时间包括：鸡鸣时服（如鸡鸣散）；平旦时服（如十枣汤）；饭前服等。

饭后服法：适用于人体上部的疾病。中医传统认为：上部的疾病，如耳、目、口、鼻、五官等疾病都宜采取先食后服药方法，能使药性流连于上。我国第一部药物学专著《神农本草经》即说："病在胸膈以上者宜先食后服药"。偏于滋补一类的药物，也宜饭后服。如葛洪说："服治病之药以食前服之，服养身之药以食后服之。"

顿服：病情较急者，煎好后立即服下，称为顿服，取急病急治之意。东汉医学家张仲景《金匮要略》载的治急症吐衄的泻心汤、治肠痈的大黄牡丹皮汤等属于此类。目前，一般的高热性疾病、传染性疾病、小儿急症等亦采用顿服法。

睡时服：这是服用安神药和治遗尿症药物常采用的服法，睡前服药能使药效及时发挥作用。

昼夜服：一些急、慢性病，亦可昼夜服药，使药效持续发挥治疗作用。对慢性病来说，人们多嫌麻烦，不易做到，但急、重证则常须这样。清代著

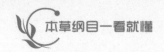

名温病学家吴鞠通常用银翘散治风热病证，他在所著的《温病条辨·上焦篇》中规定："病重者约二时一服，日三服，夜一服。轻者三时一服，日两服，夜一服。病不解者。再作服"。

第二章

解表药

　　解表药是指能疏肌解表、促使发汗，以治疗表证为主要作用的药物。根据其药性及功效主治差异，可分为发散风寒药和发散风热药两类。

　　临床上主要用于恶寒发热、无汗头痛、肢体酸痛、鼻塞涕清、喉痒咳嗽、苔薄白、脉浮紧或浮缓的风寒表证，以及发热恶寒、头痛目赤、咽痛口渴、舌尖红、苔薄白、脉浮数的风热表证。此外，部分药物还可用治表邪外束，麻疹不透；风邪袭表，肺失宣降，风水水肿；风热上攻，眩晕目赤，咽喉肿痛等证。

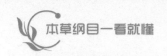

发汗解表第一药

麻黄

《神农本草经·中品》 草部 发散风寒药

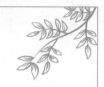

【功效】发汗解表，宣肺平喘，利水消肿。

【释名】龙沙（《神农本草经》），卑相、卑盐（《名医别录》）。

【集解】《名医别录》说：麻黄生于晋地及河东，立秋采茎，阴干。陶弘景说：产于青州、彭城、荥阳、中牟的为胜，颜色青而多沫。产于蜀中的也有，不好。苏颂说：在汴京一带多有生长，以产自荥阳、中牟的为胜。春季生苗，至夏季五月则长及一尺左右。梢上有黄花，结果实如百合瓣而稍小，又似皂荚子，味甜，微有麻黄气，外皮为红色，里仁子为黑色。根为紫赤色。分为雌雄两种：雌株在三月、四月内开花，六月结子。雄株无花，不结子。至立秋后收茎阴干。李时珍说：它的根皮为黄赤色，长的近一尺。

药用部分

麻黄茎

[性味]苦，温，无毒。

[主治]主中风伤寒头痛，温疟，发表出汗，去邪热气，止咳逆上气，除寒热，破癥坚积聚（《神农本草经》）。治五脏邪气缓急，风胁痛，字乳余疾，止好唾，通腠理，解肌，泄邪恶气，消赤黑斑毒。不可多服，令人虚（《名医别录》）。治身上毒风疹痹，皮肉不仁，主壮热温疫，山岚瘴气（甄权）。通九窍，调血脉，开毛孔皮肤（《日华子本草》）。去营中寒邪，泄卫中风热（张元素）。散赤目肿痛，水肿风肿，产后血滞（李时珍）。

麻黄根节

[性味]甘，平，无毒。

[主治]主止汗，夏月杂粉扑之（陶弘景）。

使用注意

本品发汗宣肺力强，凡表虚自汗、阴虚盗汗及肺肾虚喘者均当慎用。

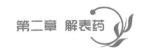

形态特征

　　小灌木，常呈草本状，木质茎短小，匍匐状；小枝圆，对生或轮生，叶膜质鞘状，裂片锐三角形，反曲。雌花序成熟时苞片增大，肉质，红色，成浆果状。种子2枚，卵形。花期5月。种子成熟期7月。

　　表面淡绿色至黄绿色，有细纵脊线，触之微有粗糙感。体轻，质脆，易折断，断面略呈纤维性，周边绿黄色，髓部红棕色，近圆形。气微香，味涩、微苦。

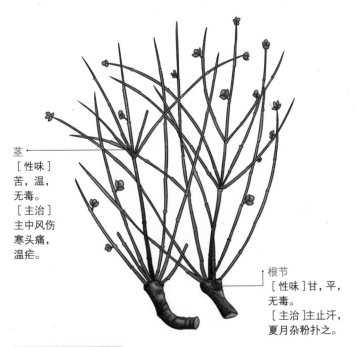

茎
[性味]
苦，温，无毒。
[主治]
主中风伤寒头痛，温疟。

根节
[性味]甘，平，无毒。
[主治]主止汗，夏月杂粉扑之。

* 主要药用部分 *

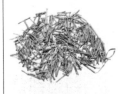

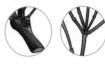

根　　　　茎

生境分布

　　生长于干燥的山冈、高地、山田或干枯的河床中。主产于吉林、辽宁、内蒙古、河北、河南、山西等地。

实用妙方

　　伤寒黄疸（表热者）：麻黄醇酒汤主之，麻黄一把，去节绵裹，美酒五升，煮取半升，顿服取小汗。春月用水煮。（《千金方》）

　　风痹冷痛：麻黄去根五两，桂心二两（研成末），酒二升，慢火熬如饧。每服一匙，热酒调下，至汗出为度。避风。（《圣惠方》）

　　盗汗不止：麻黄根、椒目等份，研成末。每服一钱，无灰酒下。外以麻黄根、故蒲扇研成末，扑之。（《奇效良方》）

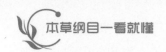

紫苏

风寒外感灵药

《食疗本草》　草部　发散风寒药

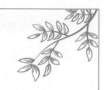

【功效】散寒解表，理气宽中。

【释名】苏（《名医别录·中品》），赤苏（《肘后方》）。

【集解】李时珍说：紫苏、白苏都在二三月播种，或宿子自生。它的茎为方形，它的叶团而有尖，四围有巨齿，生长在肥沃土壤的叶面和叶背都为紫色，生长的贫瘠土壤的叶面为青色叶背为紫色，叶面和叶背都为白色即白苏。紫苏嫩时采叶，做蔬菜食用，夏季作熟汤饮用。五六月连根采收，以火煨根，阴干则经久叶不落。八月开细紫花，成穗作房，如荆芥穗。九月半枯时收子，子细如芥子而颜色黄赤，也可取油如荏油。务本新书记载：在田地旁和道路两旁生可以种植苏，用来遮挡六畜，收子打油燃灯很明亮。

药用部分

茎叶

[性味] 辛，温，无毒。

[主治] 下气，除寒中，其子尤良（《名医别录》）。除寒热，治一切冷气（孟诜）。补中益气，治心腹胀满，止霍乱转筋，开胃下食，止脚气，通大小肠（《日华子本草》）。通心经，益脾胃，煮饮尤胜，与橘皮相宜（苏颂）。解肌发表，散风寒，行气宽中，消痰利肺，和血温中止痛，定喘安胎，解鱼蟹毒，治蛇犬伤（李时珍）。以叶生食做羹，杀一切鱼肉毒（甄权）。

梗

[性味] 辛甘，微温。

[主治] 理气，舒郁，止痛，安胎。治气郁，食滞，胸膈痞闷，脘腹疼痛，胎气不和。

子

[性味] 辛，温。

[主治] 苏子与叶同功，发散风气宜用叶，清利上下则宜用子也。

使用注意

气虚久嗽、阴虚喘逆、脾虚便滑者皆不可用。

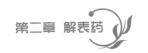

形态特征

一年生直立草本，高1米左右，茎方形，紫色或绿紫色，上部被有紫色或白色毛。叶对生，有长柄，卵形或圆卵形，边缘有粗锯齿。总状花序顶生或腋生，苞片卵形，花萼钟状，红色或淡红色。小坚果近球形，灰棕色或褐色，有网纹。花期6～8月，果期7～9月。

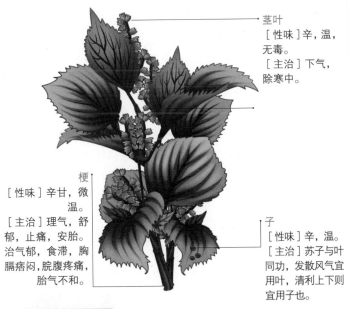

茎叶
[性味]辛，温，无毒。
[主治]下气，除寒中。

梗
[性味]辛甘，微温。
[主治]理气，舒郁，止痛，安胎。治气郁，食滞，胸膈痞闷，脘腹疼痛，胎气不和。

子
[性味]辛，温。
[主治]苏子与叶同功，发散风气宜用叶，清利上下则宜用子也。

生境分布

生长于山地、路旁、村边或荒地，多为栽培。我国各地均产，主产于江苏、湖北、湖南、浙江、山东、四川等地。

叶片多皱缩卷曲、破碎，两面紫色或上表面绿色，下表面紫色，疏生灰白色毛，下表面有多数凹点状的腺鳞。气清香，味微辛。

梗呈方柱形，四棱钝圆，表面紫棕色或暗紫色，四面有纵沟及细纵纹，节部稍膨大，有对生的枝痕和叶痕。体轻，质硬，断面裂片状。气微香，味淡。

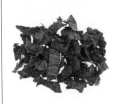

实用妙方

感寒上气：苏叶三两，橘皮四两，酒四升，煮一升半，分再服。（《肘后方》）

伤寒气喘，不止：用赤苏一把，水三升，煮一升，稍稍次之。（《肘后方》）

疯狗咬伤：紫苏叶嚼敷之。（《千金方》）

霍乱胀满，未得吐下：用生苏捣汁饮之，佳。干苏煮汁亦可。（《肘后方》）

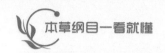

发汗解表，祛暑化湿

香薷

《名医别录·中品》　草部　发散风寒药

【功效】散寒解表，理气宽中。

【释名】香茸（《食疗本草》），香菜（《千金方》），蜜蜂草（《本草纲目》）。

【集解】李时珍说：香薷有野生的，也有人工种植的。中州人在三月播种，称为香菜，用来充当蔬菜食用。丹溪朱氏只以大叶的为良，而细叶的味道更为香烈，现在人们多食用，茎为方形，叶尖，边缘有刻缺，颇似黄荆叶而稍小，九月开紫花成穗。有细子细叶的，仅高数寸，叶如落帚叶，即石香薷。

药用部分

香薷全株

[性味] 辛，微温，无毒。

[主治] 主霍乱腹痛吐下，散水肿（《名医别录》）。去热风。卒转筋者，煮汁顿服半升，即止。研成末水服，止鼻衄（孟诜）。下气，除烦热，疗呕逆冷气（《日华子本草》）。春月煮饮代茶，可无热病，调中温胃。含汁漱口，去臭气（汪颖）。主脚气寒热（李时珍）。

使用注意

气虚久嗽、阴虚喘逆、脾虚便滑者皆不可用。

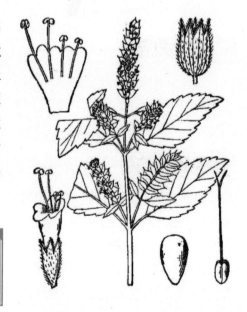

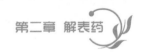

形态特征

多年生草本，高 30 ～ 50 厘米。茎直立，四棱形，污黄紫色，被短柔毛。单叶对生，叶片卵状三角形至披针形，边缘具疏锯齿。轮伞花序密集成穗状，顶生或腋生，淡紫红色至紫红色。小坚果近卵形或长圆形，棕色至黑棕色。

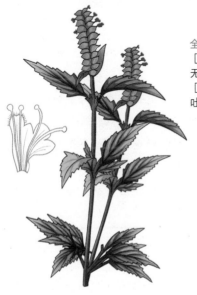

全株

[性味] 辛，微温，无毒。

[主治] 主霍乱腹痛吐下，散水肿。

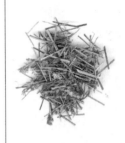

＊成品选鉴＊

表面黄绿色，质较柔软。边缘有 5 ～ 9 疏浅锯齿。果实表面具疏网纹。

生境分布

生长于山野。主产于辽宁、河北、山东、河南、安徽、江苏、浙江、江西、湖北、四川、贵州、云南、陕西、甘肃等地。

＊主要药用部分＊

全株

实用妙方

水病红肿：胡洽居士香薷煎，用干香薷五十斤剉，入釜中，以水淹过三寸，煮使气力都尽，去滓澄之，微火煎至可丸，丸如梧子大。一服五丸，日三服，日渐增之，以小便利则愈。

（《苏颂图经本草》）

四时伤寒，不正之气：用水香薷研成末，热酒调服一二钱，取汗。（《卫生易简方》）

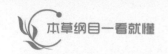

风病、血病、疮病之要药

荆芥

《吴普本草》　草部　发散风寒药

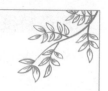

【功效】散风解表，透疹消疮。

【释名】假苏（《神农本草经·中品》），姜芥（《名医别录》）。

【集解】苏颂说：假苏，处处都有生长，叶似落藜而稍细，初生味道香辛，人们用来做生菜食用。古方很少使用，近世医家作为要药，并取它的花和果实成穗的，晒干后入药使用。又有胡荆芥，俗称新罗荆芥。又有石荆芥，生长在山石间。体性相近，入药使用。李时珍说：荆芥原是野生，现在为人们广泛使用，所以多为种植。二月播种生苗，炒熟食用味道辛香。方茎细叶，似独帚叶而狭小，为淡黄绿色。八月开小花，作穗成房，房如紫苏房，内有细子如葶苈子状，为黄赤色，连穗收采用。

🌼 药用部分

🌸 茎穗

[性味] 辛，温，无毒。

[主治] 主寒热鼠瘘，瘰疬生疮，破结聚气，下瘀血，除湿疸（《神农本草经》）。去邪，除劳渴冷风，出汗，煮汁服之。捣烂醋和，敷疔肿肿毒（陈藏器）。单用治恶风贼风，口面㖞斜，遍身麻痹，心虚忘事，益力添精，辟邪毒气，通利血脉，传送五脏不足气，助脾胃（甄权）。利五脏，消食下气，醒酒。做菜生熟皆可食，并煎茶饮之。

以豉汁煎服，治暴伤寒，能发汗（《日华子本草》）。治妇人血风及疮疥，为要药（苏颂）。产后中风身强直，研末酒服（孟诜）。散风热，清头目，利咽喉，消疮肿，治项强，目中黑花及疮肿，吐血衄血，下血血痢，崩中痔漏（李时珍）。

使用注意

本品性主升散，凡表虚自汗、阴虚头痛忌服。

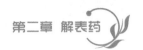

形态特征

一年生草本，有香气。茎直立，方形有短毛。叶对生，羽状分裂，线形或披针形。轮伞花序集成穗状顶生，花冠唇形，淡紫红色。小坚果三棱形，棕黑色。

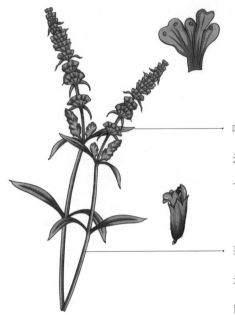

叶
[性味]辛，温，无毒。
[主治]主破气，下瘀血。

茎
[性味]辛，温，无毒。
[主治]主寒热鼠瘘，瘰疬生疮。

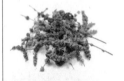

＊主要药用部分＊

叶　　　茎

生境分布

全国大部分地区有分布。主产于浙江、江苏、河北、河南、山东等地。

实用妙方

头项风强：八月后，取荆芥穗作枕，及铺床下，立春日去之。(《千金方》)

产后鼻衄：荆芥焙研末，童子小便服二钱，海上方也。(《妇人良方》)

九窍出血：荆芥煎酒，通口服之。

(《仁斋直指方》)

吐血不止：《经验方》用荆芥连根洗，捣汁半盏服。干穗研成末亦可。《圣惠方》用荆芥穗研成末，生地黄汁调服二钱。

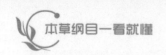

祛风寒而解表，祛风湿而止痛

防风

《神农本草经·中品》　草部　发散风寒药

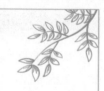
【功效】祛风解表，胜湿止痛，止痉。

【释名】铜芸（《神农本草经》），茴芸、百蜚（《吴普本草》），茴草、百枝（《名医别录》）。

【集解】《名医别录》说：防风生长在沙苑川泽及邯郸、琅琊、上蔡，二月、十月采根晒干使用。苏颂说：在汴东、淮浙州郡都有生长。茎叶为青绿色，茎颜色深而叶颜色淡，似青蒿而短小。又有一种石防风，产于河中府，根如蒿根而为黄色，叶青花白，五月开花，六月采根晒干，也治疗头风胀痛。李时珍说：江淮所产的多为石防风，生长在山石之间。二月采嫩苗做菜，辛甘而香，称为珊瑚菜。根粗丑，子也可播种。

药用部分

根

[性味] 甘，温，无毒。

[主治] 主大风，头眩痛恶风，风邪目盲无所见，风行周身，骨节疼痛。久服轻身（《神农本草经》）。烦满胁痛，风头面去来，四肢挛急，字乳金疮内痉（《名医别录》）。治三十六般风，男子一切劳劣，补中益神，风赤眼，止冷泪及瘫痪，通利五脏关脉，五劳七伤，赢损盗汗，心烦体重，能安神定志，匀气脉（《日华子本草》）。治上焦风邪，泻肺实，散头目中滞气，经络中留湿，主上部见血（张元素）。搜肝气（王好古）。

叶

[主治] 主中风热汗出（《名医别录》）。

花

[主治] 主四肢拘急，行履不得，经脉虚赢，骨节间痛，心腹痛（甄权）。

子

[主治] 疗风更优，调食之（苏恭）。

使用注意

本品药性偏温，阴血亏虚、热病动风者不宜使用。

形态特征

多年生草本，高达80厘米。茎单生，二歧分枝，基生叶有长柄。花序复伞形，花小，白色。双悬果椭圆状卵形，分果有棱，幼果有海绵质瘤状突起。

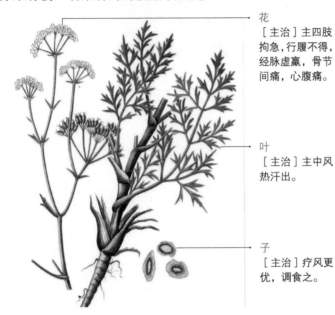

花
[主治]主四肢拘急，行履不得，经脉虚羸，骨节间痛，心腹痛。

叶
[主治]主中风热汗出。

子
[主治]疗风更优，调食之。

生境分布

生长于丘陵地带山坡草丛中或田边、路旁，高山中、下部。主产于东北、内蒙古、河北、山东、河南、陕西、山西、湖南等地。

呈长圆锥形或长圆柱形，表面灰棕色有裂隙，木部浅黄色。体轻，质松，易折断，断面不平坦，气特异，味微甘。

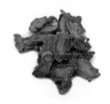

* 主要药用部分 *

花　　叶

子

实用妙方

自汗不止：防风去芦研成末，每服二钱，浮麦煎汤服。（《朱氏集验方》）防风用麸炒，猪皮煎汤下。

睡中盗汗：防风二两，川芎一两，人参半两，研成末。每服三钱，临卧饮下。（《简易方》）

消风顺气（老人大肠秘涩）：防风、枳壳（麸炒）一两，甘草半两，研成末，每食前白汤服二钱。（《简便方》）

偏正头风：防风、白芷等份，研成末，炼蜜丸弹子大。每嚼一丸，茶清下。（《普济方》）

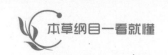

生姜

朝含三片姜，不用开药方

《名医别录·中品》　菜部　发散风寒药

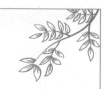

【功效】温中散寒，回阳通脉，温肺化饮。

【释名】 李时珍说：按许慎说文，姜作薑，云御湿之菜也。

【集解】 李时珍说：生姜宜种在低温沙地。四月取母姜栽种，到五月就长出苗像嫩芦，而叶稍宽而像竹叶，对生，叶辛香。秋季前后长出新芽，像分开的手指一样，这时采来吃无筋，称为子姜。秋分后姜经霜就老了。因为姜适宜特别潮湿而且没有阳光的地方，所以秋天很热不会长姜。

药用部分

生姜根

[性味] 辛，微温，无毒。

[主治] 久服去臭气，通神明（《神农本草经》）。归五脏，除风邪寒热，伤寒头痛鼻塞，咳逆上气，止呕吐，祛痰下气（《名医别录》）。去水气满，疗咳嗽时疾。和半夏，主心下急痛。又和杏仁作煎，下急痛气实，心胸拥隔冷热气，神效。捣汁和蜜服，治中热呕逆不能下食（甄权）。散烦闷，开胃气。汁作煎服，下一切结实，冲胸膈恶气，神验（孟诜）。破血调中，去冷气。汁，解药毒（陈藏器）。除壮热，治痰喘胀满，冷痢腹痛，转筋心满，去胸中臭气、狐臭，杀腹内长虫（张鼎）。益脾胃，散风寒（张元素）。解菌蕈诸物毒（吴瑞）。生用发散，熟用和中。解食野禽中毒成喉痹。浸汁，点赤眼。捣汁和黄明胶熬，贴风湿痛甚妙（李时珍）。

干生姜

[主治] 主嗽温中，治胀满，霍乱不止，腹痛，冷痢，血闭。病人虚而冷，宜加之（甄权）。姜屑，和酒服，治偏风（孟诜）。肺经气分之药，能益肺（王好古）。

使用注意

本品辛热燥烈，阴虚内热、血热妄行者忌用。

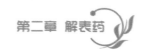

形态特征

多年生草本，高 50～80 厘米。根茎横走，扁平肥厚，有分枝，有浓厚的辛辣气味。叶无柄，叶片披针形至线状披针形。花葶自根茎中抽出，穗状花序，苞片卵形，淡绿色，花冠黄绿色，唇瓣大。

叶 ——
[性味]辛，微温，无毒。
[主治]归五脏，除风邪寒热，伤寒头痛鼻塞。

根 ——
[性味]辛，微温，无毒。
[主治]久服去臭气，通神明。

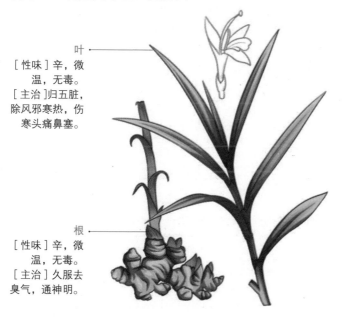

* 成品选鉴 *

呈扁平块状，表面灰黄色或浅灰棕色，粗糙，具纵皱纹及明显的环节，分枝顶端有茎痕或芽。质坚实，断面黄白色或灰白色，气香、特异，味辛辣。

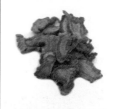

生境分布

生长于阳光充足、排水良好的沙质地。我国大部分地区有栽培。主产于山东、河南、四川、贵州。

* 主要药用部分 *

叶　　　　根

实用妙方

胃虚风热（不能食）：用姜汁半杯，生地黄汁少许，蜜一匙，水二合，和服之。（《食疗本草》）

寒热痰嗽（初起者）：烧姜一块，含咽之。（《本草衍义》）

久患咳噫：生姜汁半合，蜜一匙，煎，温呷三服愈。（《外台秘要》）

小儿咳嗽：生姜四两，煎汤浴之。（《千金方》）

呕吐不止：生姜一两，醋浆二合，银器中煎取四合，连滓呷之。又杀腹内长虫。（《食医心镜》）

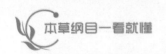

细辛

不再鼻塞流涕，还你畅快呼吸

《神农本草经·上品》　草部　发散风寒药

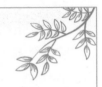

【功效】祛风散寒，通窍止痛，温肺化饮。

【释名】 小辛（《神农本草经》），少辛。

【集解】 李时珍说：《博物志》说杜衡充当细辛，自古就有。叶似小葵，柔茎细根，茎直立生长而色紫，味极辛的为细辛。叶似马蹄，茎微粗，根弯曲而黄白色，味辛的为杜衡。一茎直上，茎端生叶如伞状，根似细辛，微粗直而为黄白色，味辛微苦的为鬼督邮。似鬼督邮而颜色黑的为及己。叶似小桑，根似细辛，微粗长而黄色，味辛而有臊气的为徐长卿。叶似柳而根似细辛，粗长黄白色而味苦的为白微。似白微而白直味甘的为白前。

药用部分

根

[性味] 辛，温，无毒。

[主治] 主咳逆上气，头痛脑动，百节拘挛，风湿痹痛死肌。久服明目利九窍，轻身长年（《神农本草经》）。温中下气，破痰利水道，开胸中滞结，除喉痹齆鼻不闻香臭，风痫癫疾，下乳结，汗不出，血不行，安五脏，益肝胆，通精气（《名医别录》）。添胆气，治嗽，去皮风湿痒，风眼泪下，除齿痛，血闭，妇人血沥腰痛（甄权）。含之，去口臭（陶弘景）。润肝燥，治督脉为病，脊强而厥（王好古）。治口舌生疮，大便燥结，起目中倒睫（李时珍）。

使用注意

阴虚阳亢头痛，肺燥伤阴干咳者忌用。不宜与藜芦同用。

形态特征

多年生草本，高 10 ～ 25 厘米。叶基生，心形至肾状心形，顶端短锐尖或钝。花单生，花被钟形或壳形，紫色。假浆果半球形，种子卵状圆锥形，有硬壳，表面具有黑色肉质的假种皮。花期 5 月，果期 6 月。

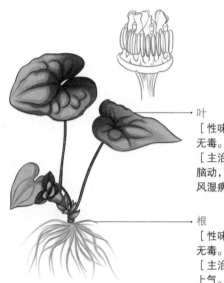

叶
[性味]辛，温，无毒。
[主治]主头痛脑动，百节拘挛，风湿痹痛死肌。

根
[性味]辛，温，无毒。
[主治]主咳逆上气。

生境分布

生长于林下腐殖层深厚稍阴温处，常见于针阔叶混交林及阔叶林下、密集的灌木丛中、山沟底稍湿润处、林缘或山坡疏林下的温地。主产于东北。

* 成品选鉴 *

常卷曲成团，表面灰黄色，平滑或具纵皱纹；有须根及须根痕；质脆，易折断，断面平坦，黄白色或白色。气辛香，味辛辣、麻舌。

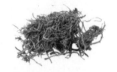

* 主要药用部分 *

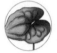　

叶　　　　根

实用妙方

暗风卒倒，不省人事：细辛末，吹入鼻中。（《危氏得效方》）

虚寒呕哕，饮食不下：细辛去叶半两，丁香二钱半，研成末。每服一钱，柿蒂汤下。

小儿客忤，口不能言：细辛、桂心末等份，以少许内口中。（《外台秘要》）

口舌生疮：细辛、黄连等份，研成末掺之，漱涎甚效，名兼金散。一方用细辛、黄檗。（《三因方》）

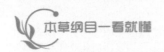

路边拾来的风寒头痛药

苍耳

《神农本草经·中品》　草部　发散风寒药

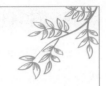

【功效】散风寒，通鼻窍，祛风湿。

【释名】卷耳（《诗经》），猪耳、喝起草、野茄（《本草纲目》）。

【集解】《名医别录》说：苍耳生于安陆川谷及六安田野，果实成熟时采收。苏颂说：现在处处都有。陆氏《诗疏》说：它的叶为青白色似胡荽，白华细茎，蔓生，可以煮着吃，滑而少味。四月中生子，正如妇人耳朵。郭璞说：形状如鼠耳，丛生如盘。李时珍说：按周定王《救荒本草》说：苍耳叶为青白色，像黏糊菜叶。秋间结果实，比桑椹短小而多刺。嫩苗炸熟，用水浸淘拌食，可以救饥。它的子炒去皮，研碎为面，可作烧饼吃，可熬油点灯。

药用部分

实

[性味]甘，温，有小毒。

[主治]主风头寒痛，风湿周痹，四脚拘挛痛，恶肉死肌，膝痛。久服益气，（陈藏器）。治肝热，明目（甄权）。治一切风气，填髓暖腰脚，治瘰疬疥疮及瘙痒（《日华子本草》）。炒香浸酒服，去风补益（李时珍）。

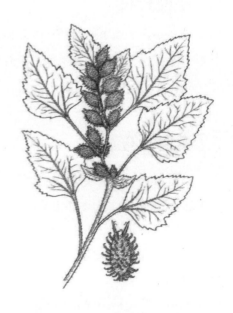

使用注意

血虚头痛不宜服用。过量服用易致中毒。

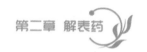

形态特征

一年生草本，高30～90厘米，全体密被白色短毛。茎直立，单叶互生，叶片三角状卵形或心形，两面均有短毛。头状花序顶生或腋生，无花冠。成熟具瘦果的总苞变墅坚硬，卵形或椭圆形，淡黄色或红褐色，瘦果倒卵形。花期6～8月，果期9～10月。

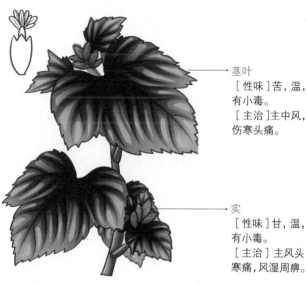

茎叶
[性味]苦，温，有小毒。
[主治]主中风，伤寒头痛。

实
[性味]甘，温，有小毒。
[主治]主风头寒痛，风湿周痹。

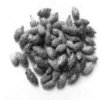

＊主要药用部分＊

茎叶　　实

生境分布

生长于荒地、山坡等干燥向阳处。分布于全国各地。

实用妙方

大腹水肿（小便不利）：苍耳子灰、葶苈末等份。每服二钱，水下，日两服。（《千金方》）

风湿挛痹（一切风气）：苍耳子三两，炒研成末，以水一升半，煎取七合，去滓呷之。（《食医心镜》）

牙齿痛肿：苍耳子五升，水一斗，煮取五升，热含之。冷即吐去，吐后复含，不过一剂瘥。茎叶亦可，或入盐少许。（《孙真人千金翼》）

鼻渊流涕：苍耳子即缲丝草子，炒研成末，每白汤点服一、二钱。（《证治要诀》）

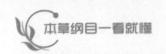

发汗解表，散寒通阳

葱

《名医别录·中品》　菜部　发散风寒药

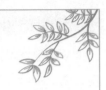

【功效】发表，通阳，解毒。

【释名】茿、菜伯、和事草（《本草纲目》），鹿胎。

【集解】人们吃的葱有二种：一种冻葱，经过冬季不会死亡，分茎栽培且没有子；一种是汉葱，冬季叶子就会枯萎。食用入药，冻葱最佳，气味也最好。李时珍说：冬葱又叫慈葱或太官葱，因为它的茎柔软细弱有香气，可以过冬，适宜太官拿去上供，因此有很多名字。汉葱又叫木葱，它的茎粗大而且应，因此而得名。冬葱不结子。汉葱春末开花，成一丛丛的，花呈青白色。它结的子呈黑色，味辛辣，有皱纹，呈三瓣的形状。收取后放在通风的地方阴干，不要让它湮郁，可种可栽。

药用部分

葱茎白

[性味]辛，平。

[主治]作汤，治伤寒寒热，中风面目浮肿，能出汗（《神农本草经》）。伤寒骨肉碎痛，喉痹不通，安胎，归目益目睛，除肝中邪气，安中利五脏，杀百药毒。根：治伤寒头痛。（《名医别录》）

葱叶

[性味]温，无毒。

[主治]生辛而散。熟甘而温。外实中空。能入肺经发汗解肌。以通上下之阳。（《本草求真》）

葱须

[性味]平，无毒。

[主治]疗饱食房劳，便血肠癖成痔。（李时珍）

葱实

[性味]辛，温，无毒。

[主治]明目，补中不足。（《神农本草经》）

使用注意

　　患有胃肠道疾病特别是溃疡病的人不宜多食。

形态特征

多年生草本，高可达50厘米，鳞茎圆柱形，通常簇生，外表有膜质白皮。叶基生，圆柱形，中空，绿色，先端尖，叶鞘浅绿色。花茎自叶丛抽出，通常单一，中央部膨大，中空，绿色，亦有纵纹；伞形圆球状花序，总苞膜质，花白色，种子黑色，三角状半圆形。花期7～9月，果期8～10月。

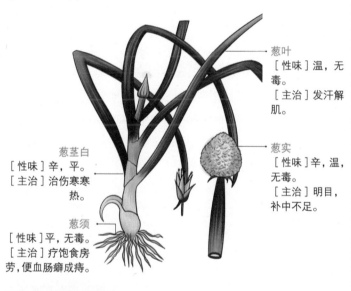

葱叶
[性味]温，无毒。
[主治]发汗解肌。

葱实
[性味]辛，温，无毒。
[主治]明目，补中不足。

葱茎白
[性味]辛，平。
[主治]治伤寒寒热。

葱须
[性味]平，无毒。
[主治]疗饱食房劳，便血肠癖成痔。

* 成品选鉴 *

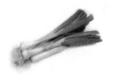

鳞茎圆柱形，外表有膜质白皮，叶圆柱形，中空，绿色，先端尖，叶鞘浅绿色。

* 主要药用部分 *

葱叶　　葱实

葱茎白　　葱须

生境分布

全国各地均有栽植。

实用妙方

感冒风寒（初起）：即用葱白一握，淡豆豉半合，泡汤服之，取汗。（《濒湖集简方》）

伤寒头痛（如破者）：连须葱白半斤，生姜二两，水煮温服。（《南阳活人书》）

时疾头痛（发热者）：以连根葱白二十根，和米煮粥，入醋入许，热食取汗即解。（《济生秘览》）

伤寒劳复（因交接者，腹痛卵肿）：用葱白捣烂，苦酒一盏，和服之。（《千金方》）

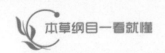

辛香升散，能促进胃肠蠕动

胡荽

《嘉祐本草》　菜部　发散风寒药

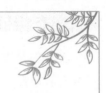

【功效】发表透疹，开胃消食。

【释名】香荽（《本草拾遗》）。

【集解】李时珍说：胡荽，到处都有种植。在八月播种，阴天下种最好。初生时茎柔软圆叶，叶有花歧，根软而白。冬春季节采摘，香美可以食用，也可做成酸菜。道家五种荤菜之一。立夏后开细花成簇，像芹菜花，呈淡紫色。五月份收子，子像大麻子，也辛香。按贾思勰《齐民要术》记载，在六七月播种的胡荽，可以在冬季食用。春月荽子在肥沃的水中生根发芽可以栽种的，也可以食用。《王祯农书》记载，胡荽在蔬菜中，它的子、叶都可以食用，生吃，熟吃都可以，对人体非常有益。适宜在肥沃的土地上种植。

药用部分

根叶

[性味]辛，温，微毒。

[主治]主消谷，治五脏，补不足，利大小肠，通小腹气，拔四肢热，止头痛，疗沙疹、豌豆疮不出，作酒喷之，立出。通心窍（《嘉祐本草》）。补筋脉，令人能食。治肠风，用热饼裹食，甚良（孟诜）。合诸菜食，气香，令人口爽，辟飞尸、鬼疰、蛊毒（吴瑞）。辟鱼、肉毒（宁原）。

子

[性味]辛、酸，平，无毒（炒用）。

[主治]主消谷能食（孙思邈）。蛊毒五痔，及食肉中毒，吐下血，煮汁冷服。又以油煎，涂小儿秃疮（陈藏器）。发痘疹，杀鱼腥（李时珍）。

使用注意

热毒壅盛而疹出不畅者忌服。

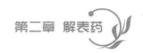

形态特征

一年生或二年生草本，高30～100厘米，全株无毛。根细长，有多数纤细的支根。茎直立，多分枝，有条纹。叶羽片广卵形或扇形半裂，边缘有钝锯齿、缺刻或深裂。伞形花序顶生或与叶对生，花白色或带淡紫色，花瓣倒卵形。果实近球形。

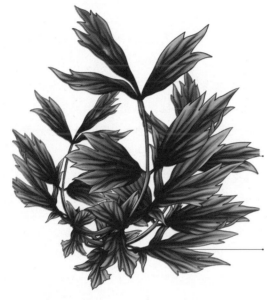

子
[性味]辛、酸，平，无毒。
[主治]主消谷能食。

根叶
[性味]辛，温，微毒。
[主治]主消谷，治五脏，补不足。

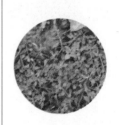

生境分布

生长于有机质丰富的土壤里。全国各地均有栽培。

实用妙方

肠风下血：胡荽子和生菜，以热饼裹食之。（《普济方》）

痢及泻血：胡荽子一合，炒捣末。每服二钱，赤痢砂糖水下，白痢姜汤下，泻血白汤下，日二。（《普济方》）

肠头挺出：秋冬捣胡荽子，醋煮熨之，甚效。（《食疗本草》）

痔漏脱肛：胡荽子一升，粟糠一升，乳香少许，以小口瓶烧烟熏之。（《儒门事亲》）

牙齿疼痛：胡荽子五升，以水五升，煮取一升，含漱。（《外台秘要》）

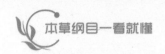

薄荷

清新口气，让你神清气爽

《唐本草》　　草部　发散风热药

【功效】疏散风热，清利头目，利咽，透疹，疏肝行气。

【释名】蕃荷菜（《食性本草》），南薄荷（《本草衍义》），金钱薄荷。

【集解】苏颂说：薄荷处处都有生长，是治疗风寒的要药，所以人们多种植。李时珍说：薄荷，人们多栽种。二月宿根生出苗，清明前后分植。茎为方形，为红色，叶对生，初时叶长而叶稍为圆形，长成后变为尖形。吴、越、川、湖一带的人们多用来代替茶饮用。苏州所种植的，茎小而气味芳香，江西产的叶稍粗，川蜀产的叶稍更粗，入药使用以产于苏州的为胜。《物类相感志》记载：凡收取薄荷，需要隔夜用粪水浇灌，雨后再去收割，则性凉，反之性不凉。野生的薄荷，茎叶气味都相似。

药用部分

茎叶

[性味] 辛，温，无毒。

[主治] 主贼风伤寒发汗，恶气心腹胀满，霍乱，宿食不消，下气，煮汁服之，发汗，大解劳乏，亦堪生食（《唐本草》）。做菜久食，却肾气，辟邪毒，除劳气，令人口气香洁。煎汤洗漆疮（孙思邈）。通利关节，发毒汗，去愤气，破血止痢（甄权）。疗阴阳毒，伤寒头痛，四季宜食（士良）。治中风失音吐痰（《日华子本草》）。主伤风头脑风，通关格，及小儿风涎，为要药（苏颂）。杵汁服，去心脏风热（孟诜）。清头目，除风热（李杲）。利咽喉口齿诸病，治瘰疬疮疥，风瘙瘾疹。捣汁含漱，去舌苔语涩。挼叶塞鼻，止衄血。涂蜂螫蛇伤（李时珍）。

使用注意

本品芳香辛散，发汗耗气，故体虚多汗者不宜使用。

形态特征

多年生草本，高 10 ～ 80 厘米，茎方形，被逆生的长柔毛及腺点。单叶对生，叶片短圆状披针形，两面有疏柔毛及黄色腺点。轮伞花序腋生，萼钟形，外被白色柔毛及腺点，花冠淡黄色。小坚果卵圆形，黄褐色。

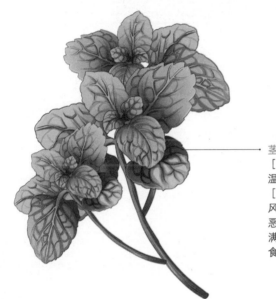

茎叶
[性味] 辛，温，无毒。
[主治] 主贼风伤寒发汗，恶气心腹胀满，霍乱，宿食不消，下气。

成品选鉴

干燥全草，茎呈方柱形，有对生分枝，表面紫棕色或淡绿色，棱角处具茸毛；质脆，断面白色，髓部中空。叶片皱缩卷曲，上表面深绿色，下表面灰绿色，稀被茸毛，花冠淡紫色。揉搓后有特殊清凉香气，味辛凉。

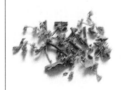

生境分布

生长于河旁、山野湿地。主产于江苏、浙江、湖南等地。

实用妙方

清上化痰（利咽膈，治风热）：以薄荷末，炼蜜丸芡子大，每噙一丸。白砂糖和之亦可。（《简便单方》）

眼弦赤烂：薄荷，以生姜汁浸一宿，晒干研成末。每用一钱，沸汤炮洗。（《明目经验方》）

瘰疬结核（或破未破）：以新薄荷二斤，取汁，皂荚一挺，水浸去皮，捣取汁，同于银石器内熬膏。入连翘末半两，连白青皮、陈皮，黑牵牛半生半炒，各一两，皂荚仁一两半，同捣和丸梧子大。每服三十丸，煎连翘汤下。（《济生方》）

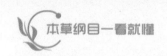

轻清发散，清热祛火的明目良药

桑叶

《神农本草经》　木部｜发散风热药

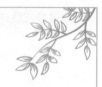

【功效】疏散风热，清肺润燥，清肝明目。

【释名】子名椹。桑（《诗经》）

【集解】李时珍说：桑有很多种，有白桑，叶大像手掌一样，而且厚；鸡桑，叶花都很薄；子桑，先长椹而后长叶；山桑，叶尖而长。用种子栽种的，不如压枝分栽的。桑若产生黄衣，称为金桑，是树木将要枯萎的表现。《种树书》记载：桑以构接则桑大。桑根下埋龟甲，则茂盛不被虫蛀。

药用部分

桑根白皮

[性味]甘，寒，无毒。

[主治]主伤中，五劳六极，羸瘦，崩中绝脉，补虚益气（《神农本草经》）。去肺中水气，唾血热渴，水肿腹满胪胀，利水道，去寸白，可以缝金疮（《名医别录》）。泻肺，利大小肠，降气散血（李时珍）。

皮中白汁

[主治]涂蛇、蜈蚣、蜘蛛伤，有验。取枝烧沥，治大风疮疥，生眉、发（李时珍）。

桑椹

[主治]利五脏关节，痛血气。久服不饥，安魂镇神，令人聪明，变白不老。多收暴干为末，蜜丸日服（陈藏器）。捣汁饮，解中酒毒。酿酒服，利水气消肿（李时珍）。

叶

[性味]苦、甘，寒，有小毒。

[主治]治劳热咳嗽，明目长发（李时珍）。

使用注意

风寒咳嗽勿用。桑叶、菊花解表力逊，治风热表证均可加用其他辛散药，以加强解表功效。

🌿 形态特征

为落叶灌木或小乔木，高3～15米。树皮灰白色，有条状浅裂；根皮黄棕色或红黄色，纤维性强。叶片卵形或宽卵形，边缘有粗锯齿或圆齿。花单性，偶有两性花，雌雄同株或异株。果实为多肉小果，聚集于花轴周围成聚花果，称桑椹。

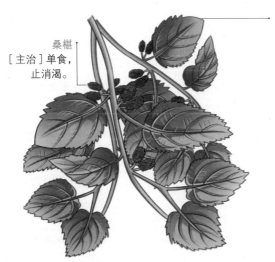

桑椹
［主治］单食，止消渴。

叶
［性味］苦、甘、寒，有小毒。
［主治］主除寒热，出汗。食不消，下气。

桑根白皮
［性味］甘、寒，无毒。
［主治］主伤中，五劳六极，羸瘦。

本品多皱缩、破碎。完整者有柄，叶片展平后呈卵形或宽卵形，上表面黄绿色或浅黄棕色，下表面颜色稍浅，叶脉突出。质脆。气微，味淡、微苦涩。

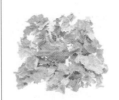

📍 生境分布

生长于丘陵、山坡、村旁、田野等处，各地均有栽培。以南部各省育蚕区产量较大。

🫖 实用妙方

风眼下泪：腊月不落桑叶煎汤，日日温洗。或入芒硝。（《集简方》）

头发不长：桑叶、麻叶煮泔水沐之，七次可长数尺。（《千金方》）

吐血不止：晚桑叶焙研，凉茶服三钱。只一服止，后用补肝肺药。（《圣济总录》）

霍乱转筋，入腹烦闷：桑叶一握，煎饮，一两服立定。（《圣惠方》）

肺毒风疮，状如大风：用好桑叶净洗，蒸熟（一宿）日干研成末。水调二钱匕服。（《经验方》）

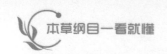
夏季泡茶清凉消暑

菊花

《神农本草经·上品》　草部　发散风热药

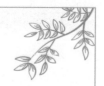

【功效】疏散风热，明目，清热解毒，平肝阳。

【释名】节华（《神农本草经》），女节、女华、日精（《名医别录》），金蕊（《本草纲目》）。

【集解】李时珍说：菊的种类近百种，宿根自生，茎叶花色，各不相同。它的茎有株蔓紫赤青绿的差别，它的叶有大小厚薄尖秃的差别，它的花有千叶单叶、有心无心、有子无子、黄白红紫、间色深浅、大小的区分，它的味有甘苦之分，又有夏菊秋菊冬菊之分。大抵只以单叶味甘的入药使用，菊谱所载甘菊、邓州黄、邓州白入药使用。甘菊原产于山野，现在人们都栽种。花细碎，蕊如蜂巢，中有细子。嫩叶及花都可食用。白菊花稍大，味不很甘，秋季采收。菊中没有子的，称为牡菊。烧成灰撒在地上，能杀死蛙黾。

药用部分

花（叶、根、茎、实并同）

[性味] 苦，平，无毒。

[主治] 主诸风头眩肿痛，目欲脱，泪出，皮肤死肌，恶风湿痹。久服利血气，轻身耐老延年（《神农本草经》）。疗腰痛去来陶陶，除胸中烦热，安肠胃，利五脉，调四肢（《名医别录》）。治头目风热，风旋倒地，脑骨疼痛，身上一切游风令消散，利血脉，并无所忌（甄权）。作枕明目，叶亦明目，生熟并可食（《日华子本草》）。养目血，去翳膜（张元素）。主肝气不足（王好古）。

白菊

[性味] 苦、辛，平，无毒。

[主治] 主风眩，能令头不白（陶弘景）。染髭发令黑。和巨胜、茯苓蜜丸服之，去风眩，变白不老，益颜色（陈藏器）。

使用注意

本品寒凉，对气虚胃寒、食减泄泻的患者慎服。

形态特征

多年生草本植物，高 60～150 厘米，茎直立，上部多分枝。叶互生，卵形或卵状披针形，边缘具有粗大锯齿或深裂成羽状，基部楔形，下面有白色毛茸，具叶柄。头状花序顶生或腋生，雌性，白色，黄色或淡红色等；管状花两性，黄色，基部常有膜质鳞片。瘦果无冠毛。

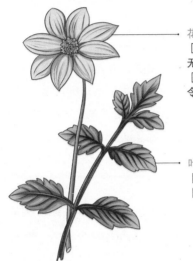

花
[性味] 苦、辛，平，无毒。
[主治] 主风眩，能令头不白。

叶
[性味] 苦，平，无毒。
[主治] 主恶风湿痹。

生境分布

喜温暖湿润气候、阳光充足、忌遮阴。耐寒，稍耐旱，怕水涝，喜肥。菊花均系栽培，全国大部分省份均有种植，其中以安徽、浙江、河南、四川等省为主产区。

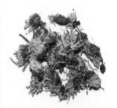

实用妙方

风热头痛：菊花、石膏、川芎各三钱，研成末。每服一钱半，茶调下。（《简便方》）

病后生翳：白菊花、蝉蜕等份，为散。每用二三钱，入蜜少许，水煎服。

大人小儿皆宜，屡验。（《救急方》）

女人阴肿：甘菊苗捣烂煎汤，先熏后洗。（《危氏得效方》）

酒醉不醒：九月九日真菊花研成末，饮服方寸匕。（《外台秘要》）

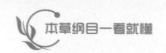

防止感冒效果棒

柴胡

《神农本草经·上品》　草部　发散风热药

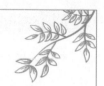

【功效】疏散退热，疏肝解郁，升举阳气。

【释名】地熏（《神农本草经》），芸蒿（《名医别录》）。

【集解】李时珍说：银州即现在的延安府神木县，五原城是它的废址。所产柴胡长一尺多，为微白色，柔软，不易得到。北方所产的柴胡，也如前胡稍软，现在人们称为北柴胡，入药也良。南方所产的，不像前胡，如蒿根，强硬不能使用。它的苗有如韭叶的，竹叶的，以竹叶的为胜。如邪蒿的为最下品。

药用部分

根

[性味] 苦，平，无毒。

[主治] 主心腹、肠胃中结气，饮食积聚，寒热邪气，推陈致新。久服轻身明目益精（《神农本草经》）。除伤寒心下烦热，诸痰热结实，胸中邪气，五脏间游气，大肠停积水胀，及湿痹拘挛，亦可做浴汤（《名医别录》）。治热劳骨节烦疼，热气肩背疼痛，劳乏羸瘦，下气消食，宣畅气血，主时疾内外热不解，单煮服之良（甄权）。五劳七伤，除烦止惊，益气力，消痰止嗽，润心肺，添精髓，健忘（《日华子本草》）。除虚劳，散肌热，去早晨潮热，寒热往来，胆瘅，妇人产前产后诸热，心下痞，胸胁痛（张元素）治阳气下陷，平肝胆三焦包络相火，及头痛眩晕，目昏赤痛障翳，耳聋鸣，诸疟，及肥气寒热，妇人热入血室，经水不调，小儿痘疹余热，五疳羸热（李时珍）。

苗

[主治] 主卒聋，捣汁频滴之。（《千金方》）

使用注意

柴胡其性升散，古人有"柴胡劫肝阴"之说，阴虚阳亢，肝风内动，阴虚火旺及气机上逆者忌用或慎用。

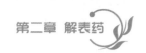

形态特征

多年生草本植物。主根圆柱形，有分歧。茎丛生或单生，实心，上部多分枝略呈"之"字形弯曲。基生叶倒披针形或狭椭圆形，早枯；中部叶倒披针形或宽条状披针形，下面具有粉霜。复伞形花序腋生兼顶生，花鲜黄色。双悬果椭圆形，棱狭翅状。

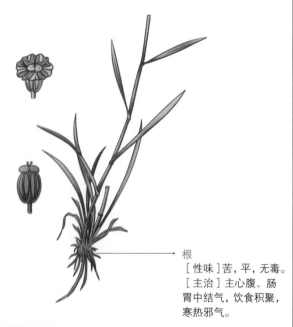

根
[性味]苦，平，无毒。
[主治]主心腹、肠胃中结气，饮食积聚，寒热邪气。

生境分布

生长于较干燥的山坡、林中空隙地、草丛、路边、沟边。分布于辽宁、甘肃、河北、河南等地。

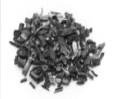

实用妙方

湿热黄疸：柴胡一两，甘草二钱半，作一剂，以水一碗，白茅根一握，煎至十分，任意时时服，尽，孙尚。（《药秘宝方》）

眼目昏暗：柴胡六铢，决明子十八铢，治筛，人乳汁和敷目上，久久夜见五色。（《千金方》）

积热下痢：柴胡、黄芩等份，半酒半水煎七分，浸冷，空腹服之。（《济急方》）

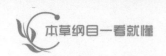

轻身益寿解百毒

升麻

《别录上品》　草部　发散风热药

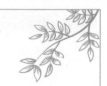

【功效】发表透疹，清热解毒，升举阳气。

【释名】周麻。

【集解】《名医别录》说：升麻生长在益州山谷，二月、八月采根晒干使用。陶弘景说：以产自益州的为好，好的升麻，形状细削，皮为青绿色，称为鸡骨升麻。北方也有，形状虚大，为黄色。在建平也有生长，形状大，味淡，不能使用。人们说是落新妇的根，并不是如此。他们的形状相似，气色不同。落新妇也解毒，取叶泡水用来给小孩洗澡，主惊忤。苏颂说：在蜀汉、陕西、淮南州郡都有生长，以产自蜀川的为胜。春季生苗，高三尺左右。叶似麻叶，青色。四月、五月开花，似粟穗，白色。六月以后结果实，为黑色。根如蒿根，紫黑色，多须。

 药用部分

根

[性味] 甘、苦，平、微寒，无毒。

[主治] 解百毒，杀百精老物殃鬼，辟温疫瘴气邪气，蛊毒入口皆吐出，中恶腹痛，时气毒疠，头痛寒热，风肿诸毒，喉痛口疮。久服不夭，轻身长年（《神农本草经》）。安魂定魄，鬼附啼泣，疳蟹，游风肿毒（《日华子本草》）。小儿惊痫，热壅不通，疗痈肿豌豆疮，水煎绵沾拭疮上（甄

权）。治阳明头痛，补脾胃，去皮肤风邪，解肌肉间风热，疗肺痿咳唾脓血，能发浮汗（张元素）。牙根浮烂恶臭，太阳鼽衄，为疮家圣药（王好古）。消斑疹，行瘀血，治阳陷眩晕，胸胁虚痛，久泄下痢，后重遗浊，带下崩中，血淋下血，阴痿足寒（李时珍）。

使用注意

麻疹已透，阴虚火旺，以及阴虚阳亢者，均当忌用。

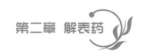

形态特征

多年生草木，根茎上生有多数内陷圆洞状的老茎残基。叶互生，卵形至广卵形，边缘有锯齿。圆锥花序，花两性，白色。蓇葖果长矩圆形，略扁，先端有短小宿存花柱，略弯曲。种子6～8枚。花期7～8月，果期9月。

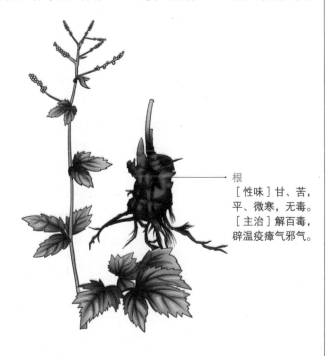

根

[性味] 甘、苦，平、微寒，无毒。
[主治] 解百毒，辟温疫瘴气邪气。

生境分布

生长在山坡、沙地。主产于黑龙江、吉林、辽宁等地。

＊成品选鉴＊

本品为不规则的长形块状，表面黑褐色或棕褐色，粗糙不平，具须根痕。体轻，质坚硬，不易折断，断面不平坦。有裂隙，纤维性，黄绿色或淡黄白色。气微，味微苦而涩。

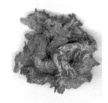

＊主要药用部分＊

根

实用妙方

卒肿毒起： 升麻磨醋频涂之。（《肘后方》）

喉痹作痛： 升麻片含咽。或以半两煎服取吐。（《仁斋直指方》）

胃热齿痛： 升麻煎汤，热漱咽之，解毒。或加生地黄。（《仁斋直指方》）

口舌生疮： 升麻一两，黄连三分，研成末，绵裹含咽。（《本事方》）

热痱瘙痒： 升麻煎汤饮并洗之。（《千金方》）

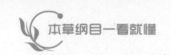

保健良药

葛

《神农本草经·中品》 草部 发散风热药

【功效】解肌退热，生津止渴，透疹，升阳止泻，通经活络，解酒毒。

【释名】鸡齐（《神农本草经》），鹿藿、黄斤（《名医别录》）。

【集解】陶弘景说：就是现在所说的葛根，人们都蒸熟食用。应当取入土深大的，破开晒干使用。产自南康、庐陵间最胜，多肉而少筋，味道甘美，但入药不及。苏颂说：现在处处都有，以江浙特别多。春季生苗，引藤蔓，长一二丈，为紫色。叶颇似楸叶而小，颜色青。七月开粉紫色花，似豌豆花，不结实。根形大小如手臂，为紫黑色，五月五日午时采根，晒干，以入土深的为佳，人们多磨成粉食用。李时珍说：葛有野生，有家种，它蔓延生长，取治可作缔绤。它的根外紫内白，长的七八尺。它的叶有三尖，如枫叶而长，面青背淡。它的花成穗，累累相缀，为红紫色。它的荚如小黄豆荚，也有毛。它的子绿色，扁扁如盐梅子核，生嚼有腥气，八九月采收。

药用部分

葛根

[性味] 甘，辛，平，无毒。

[主治] 主消渴，身大热，呕吐，诸痹，起阴气，解诸毒（《神农本草经》）。疗伤寒中风头痛，解肌发表出汗，开腠理，疗金疮，止胁风痛（《名医别录》）。治天行上气呕逆，开胃下食，解酒毒（甄权）。治胸膈烦热发狂，止血痢，通小肠，排脓破血。敷蛇虫啮，署毒箭伤（《日华子本草》）。

生者：堕胎。蒸食：消酒毒，可断谷不饥。作粉犹妙（陈藏器）。作粉：止渴，利大小便，解酒，去烦热，压丹石，敷小儿热疮。捣汁饮，治小儿热痞《开宝本草》。猘狗伤，捣汁饮，并末敷之（苏恭）。散郁火（李时珍）。

使用注意

表虚多汗、胃寒者慎用。

形态特征

藤本，全株被黄褐色长毛。块根肥大，富含淀粉。叶互生，中央小叶菱状卵形，侧生小叶斜卵形，稍小，基部不对称，先渐尖，全缘或波状浅裂。荚果条状，扁平，被黄色长硬毛。完整的根呈类圆柱形。

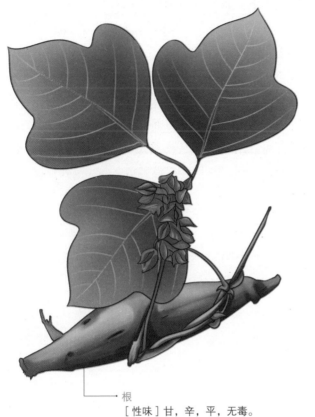

—根

[性味] 甘，辛，平，无毒。

[主治] 主消渴，身大热，呕吐，诸痹。

✦ 成品选鉴 ✦

本品呈纵切的长方形厚片或小方块，外皮淡棕色，有纵皱纹，粗糙。切面黄白色，纹理不明显。质韧，纤维性强。气微，味微甜。

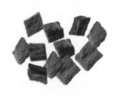

✦ 主要药用部分 ✦

根

生境分布

生长于山坡、平原。主产于湖南、浙江、河南、广西、广东、四川等地。

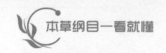 **实用妙方**

时气头痛（壮热）：生葛根洗净，捣汁一大盏，豉一合，煎六分，去滓分服，汗出即瘥。未汗再服。若心热，加栀子仁十枚。（《圣惠方》）

伤寒头痛（二三日发热者）：葛根五两，香豉一升，以童子小便八升，煎取三升，分三服。食葱粥取汗。（《梅师方》）

辟瘴不染：生葛捣汁一小盏服，去热毒气也。（《圣惠方》）

烦躁热渴：葛粉四两，先以水浸粟米半升，一夜漉出，拌匀，煮熟，以糜饮和食。（《食医心镜》）

小儿热渴久不止：葛根半两，水煎服。（《圣惠方》）

干呕不息：葛根捣汁服一升，瘥。（《肘后方》）

衄血不止：生葛捣汁，服。三服即止。（《圣惠方》）

热毒下血（因食热物发者）：生葛根二斤，捣汁一升，入藕一升，和服。（《梅师方》）

伤筋出血：葛根捣汁饮。干者煎服。仍熬屑敷之。（《外台秘要》）

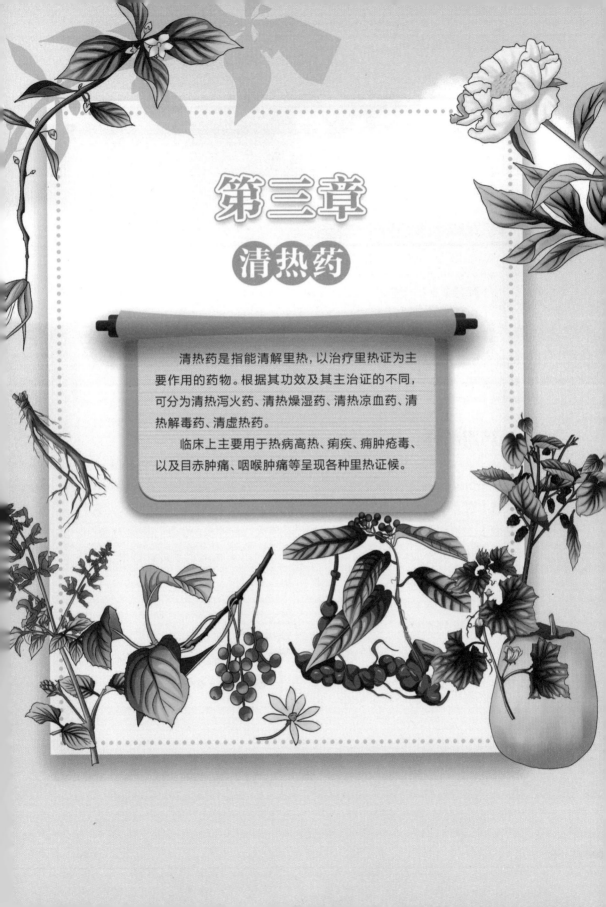

第三章

清热药

　　清热药是指能清解里热，以治疗里热证为主要作用的药物。根据其功效及其主治证的不同，可分为清热泻火药、清热燥湿药、清热凉血药、清热解毒药、清虚热药。

　　临床上主要用于热病高热、痢疾、痈肿疮毒、以及目赤肿痛、咽喉肿痛等呈现各种里热证候。

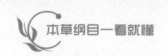
| 上能清肺，中能凉胃，下能泻肾火 |
| 知母 |
| 《神农本草经·中品》 草部 清热泻火药 |

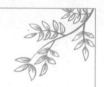

【功效】发表透疹，清热解毒，升举阳气。

【释名】连母、货母、地参（《神农本草经》），儿草（《名医别录》）。

【集解】《名医别录》说：知母生长在河内川谷，二月、八月采根晒干使用。陶弘景说：知母，现在产于彭城。形状似菖蒲而柔润，叶很难死，挖掘后又生长，直到枯燥后才停止。苏颂说：在濒河怀、卫、彰德诸郡及解州、滁州也有。四月开青花如韭花，八月结实。

药用部分

根

[性味] 苦，寒，无毒。

[主治] 主消渴热中，除邪气，肢体浮肿，下水，补不足，益气（《神农本草经》）。疗伤寒久疟烦热，胁下邪气，膈中恶，及风汗内疸。多服令人泄（《名医别录》）。心烦躁闷，骨热劳往来，产后蓐劳，肾气劳，憎寒虚烦（甄权）。热劳传尸疰痛，通小肠，消痰止嗽，润心肺，安心，止惊悸（《日华子本草》）。凉心去热，治阳明火热，泻膀胱、肾经火，热厥头痛，下痢腰痛，喉中腥臭（张元素）。泻肺火，滋肾水，治命门相火有余（王好古）。安胎，止子烦，辟射工、溪毒（李时珍）。

使用注意

本品性寒质润，有滑肠作用，故脾虚便溏者不宜用。

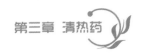

形态特征

多年生草本，根茎横走，密被膜质纤维状的老叶残基。叶丛生，线形，质硬。花茎直立，从叶丛中生出，其下散生鳞片状小苞片，成长形穗状花序，花被长筒形，黄白色或紫堇色，有紫色条纹。蒴果长圆形，种子黑色。

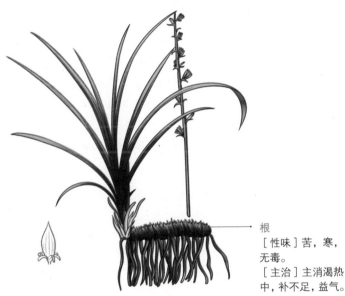

根
[性味]苦，寒，无毒。
[主治]主消渴热中，补不足，益气。

成品选鉴

本品呈长条状，表面黄棕色至棕色，上面有一凹沟，具紧密排列的环状节，质硬，易折断，断面黄白色。气微，味微甜、略苦，嚼之带黏性。

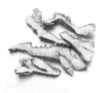

主要药用部分

根

生境分布

生长于山地、干燥丘陵或草原地带。主产于山西、河北、内蒙古等地。

实用妙方

久近痰嗽（自胸膈下塞停饮，至于脏腑）：用知母、贝母各一两研成末，巴豆三十枚去油，研匀。每服一字，用姜三片，二面蘸药，细嚼咽下，便睡，次早必泻一行，其嗽立止。壮人乃用之。一方不用巴豆。（《医学集成》）

溪毒射工：凡中溪毒，知母连根叶捣作散服，亦可投水捣绞汁饮一二升。夏月出行，多取其屑自随。欲入水，先取少许投水上流，便无畏。兼辟射工。亦可煮汤浴之，甚佳。（《肘后良方》）

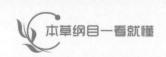

让你的火气烟消云散

栝楼

《神农本草经·中品》　草部　清热泻火药

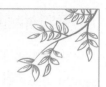

【功效】清热泻火，生津止渴，消肿排脓。

【释名】瓜蒌（《本草纲目》），天花粉（《本草图经》）。

【集解】《名医别录》说：栝楼生长在弘农川谷及山阴地。根入土深的为良。生长在卤地的有毒。二月、八月采根晒干，三十日成。陶弘景说：藤生，形状如土瓜而叶有杈。入土六七尺，大二三围的，服食。果实入摩膏用。李时珍说：它的根直下生，年久的长数尺。秋后挖掘的结果实有粉，夏季挖掘的有筋无粉，不能用。它的果实圆长，青时如瓜，黄时如熟柿。内有扁子，大如丝瓜子，壳为褐色，仁为绿色，多脂，作青气。炒干捣烂，水热煮取油，可以点灯。

药用部分

实

[性味] 苦，寒，无毒。

[主治] 主胸痹，悦泽人面（《名医别录》）。润肺燥，降火，治咳嗽，涤痰结，利咽喉，止消渴，利大肠，消痈肿疮毒（李时珍）。子：炒用，补虚劳口干，润心肺，治吐血，肠风泻血，赤白痢，手面皱（《日华子本草》）。

根

[性味] 甘、微苦、酸，微寒。

[主治] 消渴身热，烦满大热，补虚安中，续绝伤（《神农本草经》）。除肠胃中痼热，八疸身面黄，唇干口燥短气，止小便利，通月水（《名医别录》）。

使用注意

不宜与乌头类药材同用。

形态特征

多年生草质藤本，根肥厚。叶互生，卵状心形，两面被毛；总状花序，花冠白色；瓢果卵圆形至广椭圆形，熟时橙黄色，光滑。种子多数，扁平，长方卵形或圆卵形，边缘有线纹状形成窄边，熟时黄棕色。花期7～8月。果期9～10月。

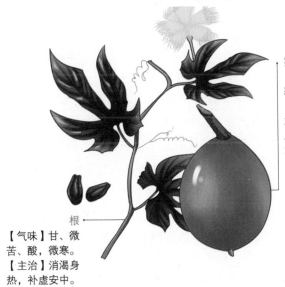

实
[性味]苦，寒，无毒。
[主治]主润肺燥，降火，治咳嗽，涤痰结。

根
【气味】甘、微苦、酸，微寒。
【主治】消渴身热，补虚安中。

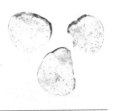
生境分布

生长于向阳山坡、石缝、山脚、田野草丛中。主产于河南、山东、江苏、安徽等地。

实用妙方

痰咳不止：瓜蒌仁一两，文蛤七分，研成末，以姜汁澄浓脚，丸弹子大，嚼之。（《摘玄方》）

百合病渴：天花粉、牡蛎（熬）等份。为散。饮服方寸匕。（《永类方》）

虚热咳嗽：天花粉一两，人参三钱。研成末。每服一钱，米汤下。（《集简方》）

天泡湿疮：天花粉、滑石等份，研成末，水调搽之。（《普济方》）

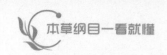

明目润肠，眼病的克星

决明

《神农本草经·上品》 草部 清热泻火药

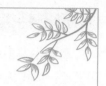

【功效】清热明目，润肠通便。

【释名】李时珍说：此马蹄决明也，以明目之功而名。又有草决明、石决明，皆同功者。草决明即青葙子，陶氏所谓萋蒿是也。

【集解】《名医别录》说：决明子生于龙门川泽，十月十日采收，阴干百日。苏颂说：决明，夏初生苗，高三四尺多。根带紫色。叶似首蓿而稍大。七月开黄花，结角。它的子如青绿豆而锐，十月采收。又有一种马蹄决明，叶如江豆，子形状似马蹄。李时珍说：决明有二种：一种马蹄决明，茎高三四尺，叶大于首蓿，而本小末大，昼开夜合，两两相贴。秋季开淡黄花五出，结角如初生细豇豆，长五六寸。角中子数十粒，参差相连，形状如马蹄，为青绿色，入眼目药最良。一种茫芒决明，救荒本草所谓山扁豆。苗茎似马蹄决明，但叶之本小末尖，似槐叶，夜也不合。秋季开深黄色花五出，结角大如小指，长二寸多。角中子成数列，形状如黄葵子而稍扁，为褐色，味甘滑。两种苗叶都可作酒曲，俗称为独占缸。但茫芒的嫩苗及花与角子，都可以吃；而马蹄决明的苗角味道韧苦，不可以食用。

药用部分

❧子

[性味]咸，平，无毒。

[主治]主青盲，目淫肤，赤白膜，眼赤泪出。久服益精光，轻身（《神农本草经》）。疗唇口青（《名医别录》）。助肝气，益精。以水调末涂，肿毒。熏太阳穴，治头痛。又贴胸心，止鼻洪。作枕，治头风明目，甚于黑豆（《日华子本草》）。益肾，解蛇毒（朱震亨）。叶做菜食，利五脏明目，甚良（甄权）。

使用注意

气虚便溏者不宜用。

🌿 形态特征

多年生草质藤本，根肥厚。叶互生，卵状心形，两面被毛；总状花序，花冠白色；瓠果卵圆形至广椭圆形，熟时橙黄色，光滑。种子多数，扁平，长方卵形或圆卵形，边缘有线纹状形成窄边，熟时黄棕色。花期7～8月。果期9～10月。

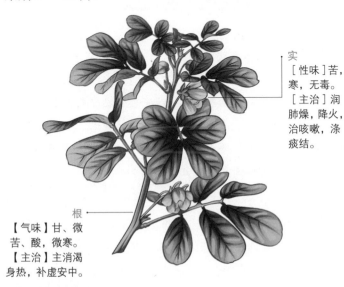

实
[性味]苦，寒，无毒。
[主治]润肺燥，降火，治咳嗽，涤痰结。

根
【气味】甘、微苦、酸，微寒。
【主治】主消渴身热，补虚安中。

成品选鉴

略呈菱方形或短圆柱形，两端平行倾斜，表面绿棕色或暗棕色，平滑有光泽。一端较平坦，另端斜尖，背腹面各有一条突起的棱线。质坚硬，不易破碎。种皮薄。气微，味微苦。

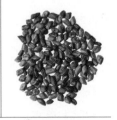

📍 生境分布

生长于向阳山坡、石缝、山脚、田野草丛中。主产于河南、山东、江苏、安徽等地。

🫖 实用妙方

积年失明：决明子二升研成末，每食后粥饮服方寸匕。（《外台秘要》）

青盲雀目：决明一升，地肤子五两，研成末，米饮丸梧子大，每米饮下二三十丸。（《普济方》）

补肝明目：决明子一升，蔓菁子二升，以酒五升煮，暴干研成末。每饮服二钱，温水下，日两服。（《圣惠方》）

目赤肿痛、头风热痛：决明子炒研，茶调敷两太阳穴，干则易之，一夜即愈。（《医方摘玄》）

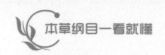

清火降压的凉茶原料

夏枯草

《神农本草经·下品》　草部　清热泻火药

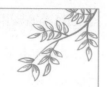

【功效】清肝泻火，明目，散结消肿。

【释名】夕句、乃东（《神农本草经》），燕面（《名医别录》）。

【集解】苏恭说：处处都有，生长在平泽。苏颂说：冬至后生长，叶似旋覆。三月、四月开紫白色花，作穗，似丹参花，结子也作穗。五月便枯萎，四月采收。李时珍说：原野间有很多，苗高一、二尺朵，茎微方。叶对节生，似旋覆叶而稍大，有细齿，背白多纹。茎端作穗，长一、二寸，穗中开淡紫小花，一穗有细子四粒。嫩苗浸泡除去苦味，用油盐拌匀食用。

药用部分

茎叶

[性味]苦、辛，寒，无毒。

[主治]主寒热瘰疬鼠瘘头疮，破癥，散瘿结气，脚结湿痹，轻身（《神农本草经》）。

[发明]震亨说：本草言夏枯草大治瘰疬，散结气。有补养厥阴血脉之功，而不言及。观其退寒热，虚者可使，若实者以行散之药佐之，外以艾灸，亦渐取效。李时珍说：黎居士《易简方》夏枯草治目疼，用砂糖水浸一夜用，取其能解内热、缓肝火也。楼全善云：夏枯草治目珠疼，至夜则甚者，神效。或用苦寒药点之反甚者，亦神效。盖目珠连目本，即系也，属厥阴之经。夜甚及点苦寒药反甚者，夜与寒亦阴故也。夏枯禀纯阳之气，补厥阴血脉，故治此如神，以阳治阴也。一男子至夜目珠疼，连眉棱骨，及头半边肿痛。用黄连膏点之反甚，诸药不效。灸厥阴、少阳，疼随止，半日又作，月余。以夏枯草二两，香附二两，甘草四钱，研成末。每服一钱半，清茶调服。下咽则疼减半，至四、五服良愈矣。

使用注意

脾胃虚弱者慎用。

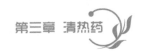

形态特征

多年生草本，有匍匐茎。直立茎方形，高约40厘米，表面暗红色，有细柔毛。叶对生，卵形或椭圆状披针形，先端尖，基部楔形，全缘或有细疏锯齿，两面均披毛，下面有细点；基部叶有长柄。轮伞花序密集顶生成假穗状花序；花冠紫红色。小坚果4枚，卵形。

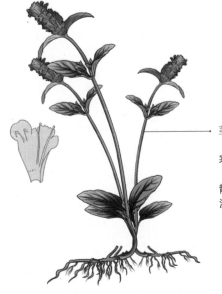

茎叶
[性味]苦、辛，寒，无毒。
[主治]主破癥，散瘿结气，脚结湿痹。

* 成品选鉴 *

本品呈圆柱形，淡棕色至棕红色。全穗由数轮宿萼与苞片组成，呈扇形，先端尖尾状，脉纹明显，外表面有白毛。花冠多已脱落，宿萼二唇形，小坚果卵圆形，棕色，尖端有白色突起。体轻。气微，味淡。

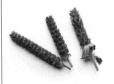

生境分布

生长于荒地或路旁草丛中。分布于全国各地。

实用妙方

明目补肝肝虚目睛痛，冷泪不止，筋脉痛，羞明怕日：夏枯草半两，香附子一两，研成末。每服一钱，腊茶汤调下。（《简要济众》）

赤白带下：夏枯草，花开时采，阴干研成末。每服二钱，米饮下，食前。

（《徐氏家传方》）

血崩不止：夏枯草研成末，每服方寸匕，米饮调下。（《圣惠方》）

汗斑白点：夏枯草煎浓汁，日日洗之。（《乾坤生意》）

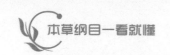

消肿止痛，疮家圣药

连翘

《神农本草经·下品》　草部　清热解毒药

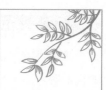

【功效】清热解毒，消肿散结，疏散风热。

【释名】连、异翘（《尔雅》），旱莲子（《药性》），兰华（《吴普本草》），三廉、竹根（《名医别录》），根名连轺（仲景）。

【集解】苏颂说：今近汴京及河中、江宁、润、淄、泽、兖、鼎、岳、利诸州，南康军都有生长。有大小两种：大翘生长在下湿地或山冈上，青叶狭长，如榆叶、水苏辈，茎赤色，高三四尺，独茎，梢间开花黄色，秋结实似莲，内作房瓣，根黄如蒿根，八月采房。小翘生长在岗原上，花叶实都似大翘而稍细。产自南方的，叶狭而小，茎短，高一二尺，花为黄色，实房为黄黑色，内含黑子如粟粒，也叫旱莲，南方人用花叶入药。现在南方医家说，连翘有两种：一种似未开的椿实，壳小坚而外完，无跗萼，剖开则中解，气味芳馥，果实刚刚干燥，振摇就会纷纷落下，不着茎；一种连翘如菡萏，壳柔，外有跗萼抱着，无解脉，也无香气，干后虽久，着茎不脱落，此种在江南下泽间极多。如椿实的，是产自蜀中的，入药使用胜似江南的。

药用部分

连翘实

[性味]苦，平，无毒。

[主治]主寒热鼠瘘瘰疬，痈肿恶疮瘿瘤，结热蛊毒（《神农本草经》）。去白虫（《名医别录》）。通利五淋，小便不通，除心家客热（甄权）。通小肠，排脓，治疮疖，止痛，通月经（《日华子本草》）。散诸经血结气聚，消肿（李杲）。泻心火，除脾胃湿热，治中部血证，以为使（朱震亨）。

连翘根

[性味]甘，寒、平，有小毒。

[主治]主下热气，益阴精，令人面悦好，明目。久服轻身耐老（《神农本草经》）。治伤寒瘀热欲发黄（李时珍）。

使用注意

脾胃虚寒及气虚脓清者不宜用。

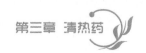

形态特征

落叶灌木，高2～3米。茎丛生，小枝通常下垂，褐色，略呈四棱状，皮孔明显，中空。单叶对生或3小叶丛生，卵形或长圆状卵形，边缘有不整齐锯齿。花腋生，金黄色。蒴果狭卵形，稍扁，木质。种子多数，棕色、扁平，一侧有薄翅。

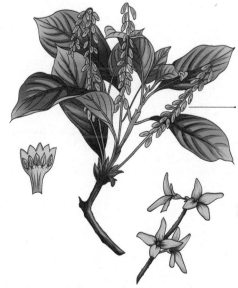

连翘实

[性味] 苦，平，无毒。

[主治] 主痈肿恶疮瘿瘤，结热蛊毒。

翘根

[性味] 甘，寒、平，有小毒。

[主治] 主下热气，益阴精。

生境分布

生长于山野荒坡或栽培。主产于山西、河南、陕西等地。

＊成品选鉴＊

本品呈长卵形至卵形，表面有不规则的纵皱纹及多数突起的小斑点，顶端锐尖，基部有小果梗或已脱落。青翘多不开裂，老翘自顶端开裂或裂成两瓣，表面黄棕色或红棕色，内表面多为浅黄棕色，平滑，具一纵隔；质脆；种子棕色。多已脱落。气微香，味苦。

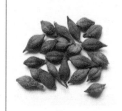

实用妙方

瘰疬结核： 连翘、芝麻等份，研成末，时时食之。（《简便方》）

项边马刀，属少阳经： 用连翘二斤，瞿麦一斤，大黄三两，甘草半两。每用一两，以水一碗半，煎七分，食后热服。十余日后，灸临泣穴二七壮，六十日决效。（《张洁古活法机要》）

痔疮肿痛： 连翘煎汤熏洗，后以刀上飞过绿矾入麝香贴之。（《集验方》）

痈疽肿毒： 连翘草及根各一升，水一斗六升，煮汁三升服取汗。（《外台秘要》）

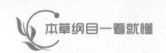

女性乳腺疾病不用愁

蒲公英

《唐本草》　菜部　清热解毒药

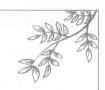

【功效】清热解毒，消肿散结，利尿通淋。

【释名】耩耨草，金簪草（《本草纲目》），黄花地丁。

【集解】李时珍说：地丁在长江南北很多，其他地方也有，但在岭南没有。小根铺在地上，花絮到处飞散，茎、叶、花、絮都像苦苣，差别微小。嫩苗也可以食用。《庚辛玉册》中记载，地丁叶像小莴苣叶，花像大旋，一棵茎长三四寸，折断后有白汁流出。地丁在二月采花，三月采根。可制汞，伏三黄。开紫花的地丁，称为大丁草，产于太行、王屋诸山。

药用部分

苗

[性味] 甘，平，无毒。

[主治] 主妇人乳痈水肿，煮汁饮及封之，立消（苏恭）。解食毒，散滞气，化热毒，消恶肿、结核、疔肿（朱震亨）。掺牙，乌须发，壮筋骨（李时珍）。白汁：涂恶刺、狐尿刺疮，即愈（苏颂）。

[发明] 李杲说：蒲公英苦寒，足少阴肾经君药也，《神农本草经》必用之。朱震亨说：此草属土，开黄花，味甘。解食毒，散滞气，可入阳明、太阴经。化热毒，消肿核，有奇功。同忍冬藤煎汤，入少酒佐服，治乳痈，服罢欲睡，是其功也。睡觉微汗，病即安矣。苏颂说：治恶刺方，出《孙思邈千金方》。其序云：邈以贞观五年七月十五日夜，以左手中指背触着庭木，至晓遂患痛不可忍。经十日，痛日深，疮日高大，色如熟小豆色。常闻长者论有此方，遂用治之。手下则愈，痛亦除，疮亦即瘥，未十日而平复如故。《杨炎南行方》亦著其效云。李时珍说：《萨谦斋瑞竹堂方》，有擦牙乌须发还少丹，甚言此草之功，盖取其能通肾也。故东垣李氏言其为少阴本经必用之药，而著本草者不知此义。

使用注意

用量过大可致缓泻。

形态特征

多年生草本，富含白色乳汁；直根深长。叶基生，叶片倒披针形，边缘有倒向不规则的羽状缺刻。头状花序单生花茎顶端，全为舌状花；总苞片多层，先端均有角状突起；花黄色，子房下位。瘦果纺锤形，具纵棱，全体被有刺状或瘤状突起，顶端具纤细的喙，冠毛白色。

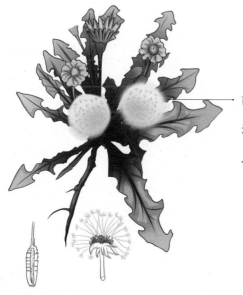

苗
[性味]甘，平，无毒。
[主治]主妇人乳痈水肿。

* 成品选鉴 *

本品呈皱缩卷曲的团块，表面棕褐色，抽皱；根头部有棕褐色或黄白色的茸毛，有的已脱落。花冠黄褐色或淡黄白色。有的可见多数具白色冠毛的长椭圆形瘦果。气微，味微苦。

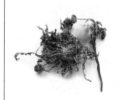

生境分布

生长于道旁、荒地、庭园等处。全国大部分地区均产，主产于山西、河北、山东及东北等地。

实用妙方

乳痈红肿：蒲公英一两，忍冬藤二两，捣烂，水二盅，煎一盅，食前服。睡觉病即去矣。（《积德堂方》）

疔疮疔毒、蛇螫肿痛：蒲公英捣烂覆之，即黄花地丁也。别更捣汁，和酒煎服，取汁。（《唐氏方》）

多年恶疮：蒲公英捣烂贴。（《救急方》）

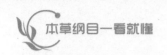
治温疟寒热，疗金疮

白头翁

《神农本草经·下品》 草部 清热解毒药

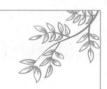

【功效】清热解毒，凉血止痢。

【释名】野丈人、胡王使者（《神农本草经》），奈何草（《名医别录》）。

【集解】《名医别录》说：白头翁生长在高山山谷及田野中，四月采收。苏恭说：白头翁的叶似芍药而稍大，抽一茎。茎头开一紫色花，似木槿花。果实大的如鸡子，白毛一寸多，都披下，似纛头，似白头老翁，因此得名。白头翁的根，似续断而扁。苏颂说：处处都有。正月生苗，作丛生，形状似白薇而柔细稍长。叶生在茎头，如杏叶，上面有细白毛而不滑泽。靠近根部有白茸。根为紫色，颜色深如蔓菁。苗有风则静，无风而摇，与赤箭、独活相同。

药用部分

根

[性味]苦，温，无毒。

[主治]主温疟狂易寒热，癥瘕积聚瘿气，逐血止腹痛，疗金疮（《神农本草经》）。鼻衄（《名医别录》）。止毒痢（陶弘景）。赤痢腹痛，齿痛，百节骨痛，项下瘤疬（甄权）。一切风气，暖腰膝，明目消赘（《日华子本草》）。

花

[主治]主疟疾寒热，白秃头疮（李时珍）。

使用注意

虚寒泻痢忌服。

形态特征

多年生草本，高达 50 厘米，全株密被白色长柔毛。主根粗壮，圆锥形。叶基生，具长柄，小叶再分裂，叶上面疏被伏毛，下面密被伏毛。花单一，顶生，紫色。瘦果多数，密集成头状，宿存花柱羽毛状。

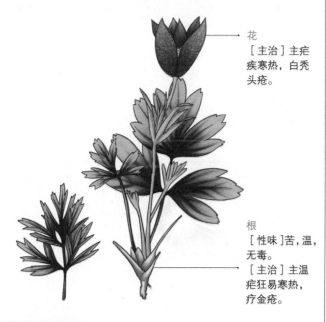

花
[主治] 主疟疾寒热，白秃头疮。

根
[性味] 苦，温，无毒。
[主治] 主温疟狂易寒热，疗金疮。

生境分布

生长于平原或低山山坡草地、林缘或干旱多岩石的坡地。主产于河南、陕西、甘肃、山东、江苏、安徽、湖北、四川等地。

* 成品选鉴 *

本品呈类圆柱形或圆锥形，表面黄棕色或棕褐色。具不规则纵皱纹或纵沟，皮部易脱落。根头部稍膨大，有白色绒毛，有的可见鞘状叶柄残基。质硬而脆，断面皮部黄白色或淡黄棕色，木部淡黄色。气微，味微苦涩。

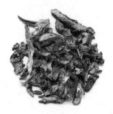

实用妙方

白头翁汤（治热痢下重）：用白头翁二两，黄连、黄檗、秦皮各三两，水七升，煮二升，每服一升，不愈更服。妇人产后痢虚极者，加甘草、阿胶各二两。（仲景《金匮玉函方》）

外痔肿痛：白头翁草，一名野丈人，以根捣涂之，逐血止痛。（《卫生易简方》）

小儿秃疮：白头翁根捣敷，半月愈。（《肘后方》）

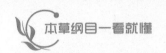
酸甜可口的药中美味

酸浆

《神农本草经·上品》　　草部　　清热解毒药

【功效】清热解毒，利咽化痰，利尿通淋。

【释名】醋浆（《神农本草经》），灯笼草（《唐本草》），天泡草（《本草纲目》）。

【集解】李时珍说：龙葵、酸浆，属于同一类两种。龙葵、酸浆的苗叶一样。但龙葵茎光无毛，五月入秋开小白花，五出黄蕊，结子无壳，累累数颗同枝，子有蒂盖，生青熟紫黑。酸浆与龙葵同时开小花黄白色，紫心白蕊，它的花如杯状，无瓣，但有五尖，结一铃壳，五棱，一枝一颗，下悬如灯笼的形状，壳中一子，形状如龙葵子，生青熟赤。以此分别。按《庚辛玉册》记载：灯笼草到处都有，以产自川陕的最大。果实似龙葵，嫩时可食。四五月开花结实，有四叶盛之如灯笼，河北称为酸浆。

药用部分

苗、叶、茎、根

[性味]苦，寒，无毒。

[主治]主酸浆：治热烦满，定志益气，利水道（《神农本草经》）。捣汁服，治黄病，多效（陶弘景）。灯笼草：治上气咳嗽风热，明目，根茎花实并宜（《唐本草》）。苗子：治传尸伏连，鬼气疰杵邪气，腹内热结，目黄不下食，大小便涩，骨热咳嗽，多睡劳乏，呕逆痰壅，痃癖痞满，小儿无辜病子，寒热大腹，杀虫落胎，去蛊毒，并煮汁饮，亦生捣汁服。研膏，敷小儿闪癖（《嘉祐本草》）。

子

[性味]酸，平，无毒。

[主治]主热烦，定志益气，利水道，产难吞之立产（《名医别录》）。食之，除热，治黄病，尤益小儿（苏颂）。治骨蒸劳热，尸疰疳瘦，痰癖热结，与苗茎同功（《嘉祐本草》）。

使用注意

脾虚泄泻者及孕妇忌用。

形态特征

一年生草本，全株密生短柔毛，高 25～60 厘米，茎多分枝。叶互生，卵形至卵状心形，边缘有不等大的锯齿。花单生于叶腋，淡黄色。浆果球形，绿色，外包以膨大的绿色宿萼；宿萼卵形或阔卵形。

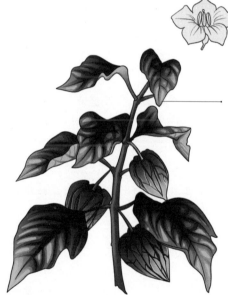

苗、叶、茎、根
[性味]苦，寒，无毒。
[主治]主热烦满，定志益气，利水道。

子
[性味]酸，平，无毒。
[主治]主热烦，定志益气，利水道。

成品选鉴

本品略呈灯笼状，多压扁，表面橙红色或橙黄色。体轻，质柔韧，中空，或内有棕红色或橙红色果实。果实球形，果皮皱缩，内含种子多数。气微，宿萼味苦，果实味甘、微酸。

生境分布

多为野生，生长于山野、林缘等地。全国大部地区均有生产，以东北、华北产量大、质量好。

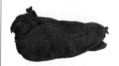

实用妙方

喉疮作痛：灯笼草，炒焦研末，酒调呷之。（《医学正传》）

三焦肠胃伏热，妇人胎热难产：用酸浆实五两，苋实三两，炒马蔺子、大盐榆白皮（炒）二两，柴胡、黄芩、天花粉、闾茹各一两，研成末，炼蜜丸梧子大。每服三十丸，木香汤下。（《圣济总录》）

天泡湿疮：天泡草铃儿生捣敷之。亦可研成末，油调敷。（《邓才杂兴方》）

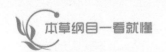

排毒养颜的女性美容佳品

紫草

《神农本草经·中品》　草部　清热凉血药

【功效】清热凉血，活血解毒，透疹消斑。

【释名】紫丹（《名医别录》），茈（《尔雅》），地血（《吴普本草》），鸦衔草。

【集解】《名医别录》说：紫草生长在砀山山谷及楚地，三月采根阴干使用。苏恭说：紫草，苗似兰香，茎赤节青，二月开紫白色花，结白色果实，秋季成熟。李时珍说：种紫草，三月逐垄播子，九月子成熟时割草，春社前后采根阴干使用，它的根头有白毛如茸。未开花时采收，则根颜色鲜明；花开过后采收，则根颜色黯恶。采时用石头压扁晒干。收时忌人尿和驴马粪并烟气，都会使草变为黄色。

药用部分

苗、叶、茎、根

[性味] 苦、寒，无毒。

[主治] 主心腹邪气，五疸，补中益气，利九窍（《神农本草经》）。通水道，疗肿胀满痛。以合膏，疗小儿疮，及面皶（《名医别录》）。治斑疹痘毒，活血凉血，利大肠（李时珍）。

[发明] 苏颂说：紫草古方稀用。今医家多用治伤寒时疾发疮疹不出者，以此作药，使其发出。《韦宙独行方》治豌豆疮，煮紫草汤饮，后人相承用之，其效尤速。李时珍说：紫草味甘咸而气寒，入心包络及肝经血分。其功长于凉血活血，利大小肠。故痘疹欲出未出，血热毒盛，大便闭涩者，宜用之。已出而紫黑便闭者，亦可用。若已出而红活，及白陷大便利者，切尤为有益。又曾世荣《活幼心书》云：紫草性寒，小儿脾气实者犹可用；脾气虚者反能作泻。古方惟用茸，取其初得阳气，以类触类，所以用发痘疮。今人不达此理，一概用之，非矣。

使用注意

本品性寒而滑利，脾虚便溏者忌服。

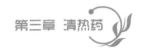

形态特征

　　多年生草本，高 50 ～ 90 厘米。全株被糙毛。根长条状，略弯曲，肥厚，紫红色。茎直立，叶互生，叶片卵状披针形。聚伞花序总状，顶生或腋生，花冠白色。小坚果卵圆形，灰白色或淡褐色，平滑有光泽。花期 5 ～ 6 月，果期 7 ～ 8 月。

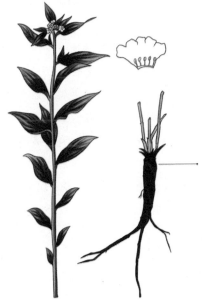

根
[性味]苦、寒，无毒。
[主治]主心腹邪气，五疸，补中益气，利九窍。

* 成品选鉴 *

　　呈不规则的长圆柱形，多扭曲，表面紫红色或紫褐色，皮部疏松，呈条形片状，顶端有的可见分歧的茎残基。体轻，质松软，易折断，断面不整齐。木部较小，黄白色或黄色。气特异，味微苦、涩。

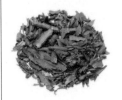

生境分布

　　生长于路边、荒山、田野及干燥多石山坡的灌木丛中。主产于黑龙江、吉林、辽宁、河北、河南、山西等地。

实用妙方

　　灯消解痘毒：紫草一钱，陈皮五分，葱白三寸，新汲水煎服。（《仁斋直指方》）

　　婴童疹痘：三、四日，隐隐将出未出，色赤便闭者。紫草二两剉，以百沸汤一盏泡，封勿泄气，待温时服半合，则疮虽出亦轻。大便利者勿用。煎服亦可。（《经验后方》）

　　痈疽便闭：紫草、栝楼实等份，新水煎服。（《仁斋直指方》）

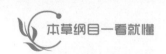

治疗男女生殖泌尿疾病的首选

玄参

《神农本草经·中品》　草部　清热凉血药

【功效】清热凉血，滋阴降火，解毒散结。

【释名】黑参（《本草纲目》），玄台（《吴普本草》），重台（《神农本草经》），正马（《名医别录》），馥草《开宝本草》。

【集解】陶弘景说：处处都有生长。茎似人参而长大。根颜色很黑，也微香，道家有时使用，也可以做合香。苏颂说：玄参，二月生出幼苗。叶似芝麻对生，又如槐柳而尖长有锯齿。细茎为青紫色。七月开青碧色花。八月结黑色子。又有开白花的，茎方大，紫赤色而有细毛，有节若竹的，高五六尺。它的根一根五、七枚，三月、八月采收晒干。李时珍说：现在使用的玄参，根有腥气，宿根，多被地蚕食用，所以中空。花有紫白两种颜色。

 药用部分

根

[性味] 苦，微寒，无毒。

[主治] 主腹中寒热积聚，女子产乳余疾，补肾气，令人明目（《神农本草经》）。热风头痛，伤寒劳复，治暴结热，散瘤瘘瘰疬（甄权）。治游风，补劳损，心惊烦躁，骨蒸传尸邪气，止健忘，消肿毒（《日华子本草》）。滋阴降火，解斑毒，利咽喉，通小便血滞（李时珍）。

[发明] 张元素说：玄参乃枢机之剂，管领诸气上下，清肃而不浊，风药中多用之。故《活人书》治伤寒阳毒，汗下后毒不散，及心下懊，烦不得眠，心神颠倒欲绝者，俱用玄参。以此论之，治胸中氲氲之气，无根之火，当以玄参为圣剂也。李时珍说：肾水受伤，真阴失守，孤阳无根，发为火病。法宜壮水以制火，故玄参与地黄同功。其消瘰亦是散火，刘守真言：结核是火病。

使用注意

脾胃虚寒，食少便溏者不宜服用。反藜芦。

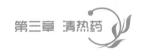

形态特征

多年生草本，根肥大。茎直立，四棱形，光滑或有腺状毛。茎下部叶对生，近茎顶互生，叶片卵形或卵状长圆形，边缘有细锯齿，下面疏生细毛。聚伞花序顶生，开展成圆锥状，花冠暗紫色，蒴果卵圆形，萼宿存。

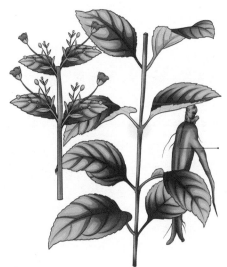

根
[性味]苦，微寒，无毒。
[主治]主腹中寒热积聚，女子产乳余疾。

本品呈类圆柱形，表面灰黄色或灰褐色，有不规则的纵沟、横长皮孔样突起及稀疏的横裂纹和须根痕。质坚实，不易折断，断面黑色，微有光泽。气特异似焦糖，味甘、微苦。

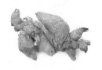

生境分布

生长于溪边、山坡林下及草丛中。主产于浙江、湖北、江苏、江西、四川等地。

实用妙方

诸毒鼠瘘：玄参渍酒，日日饮之。（《开宝本草》）

急喉痹风（不拘大人小儿）：玄参、鼠粘子半生半炒各一两，研成末，新水服一盏立瘥。（《圣惠方》）

年久瘰疬：生玄参捣敷之，日二易之。（《广利方》）

赤脉贯瞳：玄参研成末，以米泔煮猪肝，日日蘸食之。（《济急仙方》）

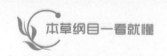

养阴凉血清热的佳品

地黄

《神农本草经·上品》　草部　清热凉血药

【功效】清热凉血，养阴生津。

【释名】芐、芑、地髓（《神农本草经》）。

【集解】李时珍说：现在人们以产自怀庆的地黄为上品。它的苗初生塌地，叶如山白菜而毛涩，叶面深青色，又似小芥叶而颇厚，不权丫。叶中撺茎，上有细毛。茎梢开小筒子花，为红黄色。结实如小麦粒。根长四五寸，细如手指，皮为赤黄色，如羊蹄根及胡萝卜根，晒干变为黑色，生吃作土气。俗称它的苗为婆婆奶。古人用种子播种，现在用它的根栽种。本草以二月、八月采根。八月残叶犹在，叶中精气，未尽归根。二月新苗已生，根中精气已滋于叶。不如正月、九月采的好，又与蒸曝相宜。

药用部分

干地黄

[性味]甘，寒，无毒。

[主治]主伤中，逐血痹，填骨髓，长肌肉。作汤除寒热积聚，除痹，疗折跌绝筋。久服轻身不老，生者尤良（《神农本草经》）。主男子五劳七伤，女子伤中胞漏下血，破恶血，溺血，利大小肠，去胃中宿食，饱力断绝，补五脏内伤不足，通血脉，益气力，利耳目（《名医别录》）。

生地黄

[性味]大寒。

[主治]主妇人崩中血不止，及产后血上薄心闷绝。伤身胎动下血，胎不落，堕坠跺折，瘀血留血，鼻衄吐血，皆捣饮之（《名医别录》）。

熟地黄

[性味]甘、微苦，微温，无毒。

[主治]填骨髓，长肌肉，生精血，补五脏内伤不足，通血脉，利耳目，黑须发，男子五劳七伤，女子伤中胞漏，经候不调，胎产百病（李时珍）。

使用注意

脾虚湿滞，腹满便溏者不宜使用。

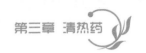

形态特征

多年生草本，高 25 ～ 40 厘米，全株密被长柔毛及腺毛。块根肥厚。叶多基生，倒卵形或长椭圆形，基部渐狭下延成长叶柄，边缘有不整齐钝锯齿。茎生叶小。总状花序，花微下垂，花萼钟状，花冠筒状，微弯曲，二唇形，外紫红色，内黄色有紫斑，蒴果卵圆形，种子多数。

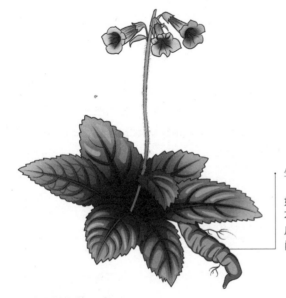

生地黄
[主治] 主妇人崩中血不止，及产后血上薄心闷绝。

多呈不规则的团块状或长圆形，中间膨大，两端稍细，有的细小。表面棕黑色或棕灰色，极皱缩，具不规则的横曲纹。体重，质较软而韧，不易折断，断面棕黑色或乌黑色，有光泽，具黏性。气微，味微甜。

生境分布

生长于山坡、田埂、路旁。主产于河南、辽宁、河北、山东、浙江等地。多栽培。

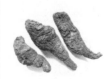

实用妙方

病后虚汗，口干心躁：熟地黄五两，水三盏，煎一盏半，分三服，一日尽。（《圣惠方》）

咳嗽唾血，劳瘦骨蒸，日晚寒热：生地黄汁三合，煮白粥临熟，入地黄汁搅匀，空腹食用之。（《食医心镜》）

吐血便血：地黄汁六合，铜器煎沸，入牛皮胶一两，待化入姜汁半杯，分三服，便止。或微转一行，不妨。（《圣惠方》）

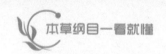
天然有效的植物抗生素

黄芩

《神农本草经·中品》 草部 清热燥湿药

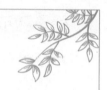

【功效】清热燥湿，泻火解毒，止血，安胎。

【释名】腐肠（《神农本草经》），空肠、经芩、黄文（《名医别录》），条芩（《本草纲目》）。

【集解】《名医别录》说：黄芩生长在秭归川谷及冤句，三月三日采根阴干。苏恭说：产于宜州、泾州的为佳。苏颂说：在川蜀、河东、陕西一带都有生长。苗长一尺多，茎干粗如箸，叶向四面作丛生长，像紫草，高一尺多，也有独茎的，叶细长为青色，两两相对，六月开紫花，根如知母粗细，长四五寸，二月、八月采根晒干使用。《吴普本草》记载，黄芩在二月生赤黄色的叶，两两四四相对生长。茎中空，高三四尺。四月花为紫红赤多种颜色。五月果实为黑色根为黄色。二月至九月采收。

药用部分

根

[性味]苦，平，无毒。

[主治]主诸热黄疸，肠澼泻痢，逐水，下血闭，恶疮疽蚀火疡（《神农本草经》）。疗痰热胃中热，小腹绞痛，消谷，利小肠，女子血闭淋露下血，小儿腹痛（《名医别录》）。治热毒骨蒸，寒热往来，肠胃不利，破拥气，治五淋，令人宣畅，去关节烦闷，解热渴（甄权）。下气，主天行热疾，丁疮排脓，治乳痈发背（《日华子本草》）。凉心，治肺中湿热，泻肺火上逆，疗上热，目中肿赤，瘀血壅盛，上部积血，补膀胱寒水，安胎，养阴退阳（张元素）。治风热湿热头疼，奔豚热痛，火咳肺痿喉腥，诸失血（李时珍）。

子

[主治]主肠澼脓血（《名医别录》）。

使用注意

本品苦寒伤胃，脾胃虚寒者不宜使用。

形态特征

多年生草本，茎高20～60厘米，四棱形，多分枝。叶披针形，对生，茎上部叶略小，全缘，上面深绿色，无毛或疏被短毛，下面有散在的暗腺点。圆锥花序顶生。花蓝紫色，二唇形，常偏向一侧、小坚果，黑色。

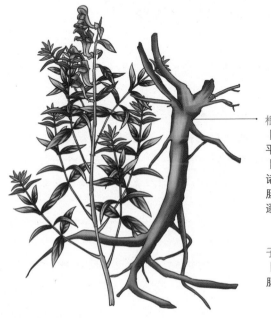

根
[性味]苦，平，无毒。
[主治]主诸热黄疸，肠澼泻痢，逐水。

子
[主治]主肠澼脓血。

✱ 成品选鉴 ✱

本品呈圆锥形，表面棕黄色或深黄色，有稀疏的疣状细根痕。质硬而脆，易折断，断面黄色，中心红棕色；老根中心呈枯朽状或中空，暗棕色或棕黑色。气微，味苦。

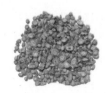

生境分布

生长于山顶、林缘、路旁、山坡等向阳较干燥的地方。主产于河北、山西、内蒙古等地。以河北承德所产质量最佳。

实用妙方

小儿惊啼：黄芩、人参等份，研成末。每服一字，水饮下。（《普济方》）

吐衄下血：黄芩三两，水三升，煎一升半，每温服一钱。亦治妇人漏下血，庞安时。（《总病论》）

崩中下血：黄芩为细末，每服一钱，霹雳酒下，以秤锤烧赤，淬酒中也。许学士云，崩中多用止血及补血药。此方乃治阳乘于阴，所谓天暑地热，经水沸溢者也。（《本事方》）

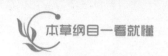
赶走一切热毒风

白鲜

《神农本草经·中品》　草部　清热燥湿药

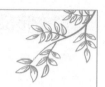

【功效】清热燥湿，祛风解毒。

【释名】白膻、白羊鲜（陶弘景），地羊鲜（《本草图经》），金雀儿椒（《日华子本草》）。

【集解】《名医别录》说：白鲜皮生长在上谷、川谷及冤句，四月、五月采根阴干使用。陶弘景说：处处都有生长，以产自蜀中的为良。苏颂说：在河中、江宁府、滁州、润州都有生长。苗高一尺多，茎青，叶稍白，如槐也像茱萸。四月开淡紫色花，似小蜀葵花。根似小蔓菁，皮黄白而心实。山里人采嫩苗为菜吃。

药用部分

根皮

[性味] 苦，寒，无毒。

[主治] 主头风黄疸，咳逆淋沥，女子阴中肿痛，湿痹死肌，不可屈伸起止行步（《神农本草经》）。疗四肢不安，时行腹中大热饮水，欲走大呼，小儿惊痫，妇人产后余痛（《名医别录》）。治一切热毒风、恶风、风疮疥癣赤烂，眉发脱脆，皮肌急，壮热恶寒，解热黄、酒黄、急黄、谷黄、劳黄（甄权）。通关节，利九窍及血脉，通小肠水气，天行时疾，头痛眼疼。其花同功（《日华子本草》）。治肺嗽（苏颂）。

使用注意

脾胃虚寒者慎用。

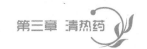

形态特征

多年生草本，基部木本，高可达 1 米，全株有强烈香气。根肉质，黄白色，多分枝。单数羽状复叶互生，总状花序顶生，花白色，有淡红色条纹。皮呈卷筒状，少有双卷筒状，外表面灰白色或淡灰黄色，具细纵纹及细根痕，常有突起的颗粒状小点，内表面类白色，平滑。

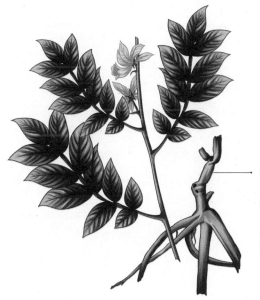

根皮
[性味] 苦，寒，无毒。
[主治] 主头风黄疸，咳逆淋沥。

生境分布

生长于土坡、灌木丛中、森林下及山坡阳坡。主产于辽宁、河北、山东、江苏等地。均为野生。

＊成品选鉴＊

本品呈卷筒状，外表面灰白色或淡灰黄色，具细纵皱纹及细根痕，常有突起的颗粒状小点；内表面类白色，有细纵纹。质脆，折断时有粉尘飞扬，断面不平坦，略呈层片状，剥去外层，迎光可见闪烁的小亮点。有羊膻气，味微苦。

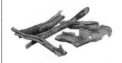

实用妙方

鼠瘘已破，出脓血者：白鲜皮煮汁，服一升，当吐若鼠子也。（《肘后方》）

产后中风（人虚不可服他药者）：一物白鲜皮汤，用新汲水三升，煮取一升，温服。（《陈延小品方》）

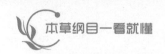

酷夏必备的泻暑热良药
青蒿

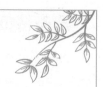

【功效】 清虚热，除骨蒸，解暑热，截疟，退黄。

| 《神农本草经·下品》 | 草部 | 清虚热药 |

【释名】 草蒿、方溃（《神农本草经》），香蒿（《本草衍义》）。

【集解】《名医别录》说：青蒿生于华阴川泽。陶弘景说：处处都有，即青蒿，人们用它做香菜食用。苏颂说：青蒿春季生出幼苗，叶极细，可以食用。至夏季高四、五尺。秋后开细淡黄花，花败后便结子，如粟米大，八、九月采子阴干使用。根茎子叶都可以入药使用，干烤后作饮香尤佳。李时珍说：青蒿在二月份生出幼苗，茎粗如手指而肥软，茎叶颜色深青。叶微似茵陈的形状，叶面和叶背都为青色。它的根为白色而且硬。七、八月开细黄花，颇香。结果实小大如麻子，有细子。

药用部分

全草

[性味] 苦，寒，无毒。

[主治] 主疥瘙痂痒恶疮，杀虱，治留热在骨节间，明目（《神农本草经》）。鬼气尸疰伏留，妇人血气，腹内满，及冷热久痢。秋冬用子，春夏用苗，并捣汁服。亦暴干研成末，小便入酒和服（陈藏器）。补中益气，轻身补劳，驻颜色，长毛发，令黑不老，兼去蒜发，杀风毒。心痛热黄，生捣汁服，并贴之（《日华子本草》）。治疟疾寒热（李时珍）。生捣敷金疮，止血止疼良（苏恭）。

使用注意

脾胃虚弱，肠滑泄泻者忌服。

形态特征

一年生草木，茎直立，多分枝。叶对生，基生及茎下部的叶花期枯萎，上部叶逐渐变小，呈线形，叶片通常 3 回羽状深裂，上面无毛或微被稀疏细毛，下面被细柔毛及丁字毛，基部略扩大而抱茎。头状花序小，球形，极多，排列成大的圆锥花序，总苞球形，小花均为管状、黄色，边缘小花雌性，中央为两性花，瘦果椭圆形。

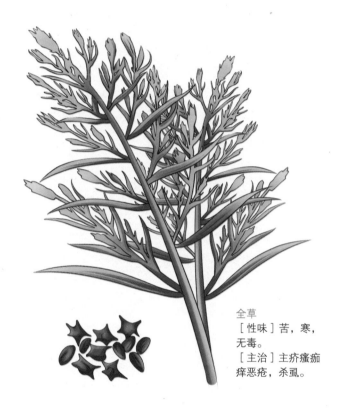

全草
[性味] 苦，寒，无毒。
[主治] 主疗瘑痂痒恶疮，杀虱。

生境分布

生长于林缘、山坡、荒地。产于全国各地。

成品选鉴

本品茎呈圆柱形，上部多分枝，表面黄绿色或棕黄色，具纵棱线；质略硬，易折断，断面中部有髓。叶互生，暗绿色或棕绿色，卷缩易碎，完整者展平后为三回羽状深裂，裂片及小裂片矩圆形或长椭圆形，两面被短毛。气香特异，味微苦。

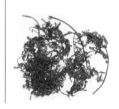

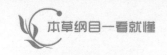 **实用妙方**

骨蒸烦热：青蒿一握，猪胆汁一枚，杏仁四十个，去皮尖炒，以童子小便一大盏，煎五分，空腹温服。（《十便良方》）

虚劳盗汗，烦热口干：用青蒿一斤，取汁熬膏，入人参末、麦门冬末各一两，熬至可丸，丸如梧子大，每食后米饮服二十丸，名青蒿煎。（《圣方总录》）

疟疾寒热：《肘后方》用青蒿一握，水二升，捣汁服之。《仁存方》用五月五日天未明时采青蒿阴干四两，桂心一两，研成末。未发前，酒服二钱。《经验方》用端午日采青蒿叶阴干，桂心等份，研成末。每服一钱，先寒用热酒，先热用冷酒，发日五更服之。切忌发物。

赤白痢下：五月五日采青蒿、艾叶等份，同豆豉捣做饼，日干，名蒿豉丹。每用一饼，以水一盏半煎服。（《圣济总录》）

鼻中衄血：青蒿捣汁服之，并塞鼻中，极验。（《卫生易简方》）

金疮扑损：《肘后方》用青蒿捣封之，血止则愈。一方：用青蒿、麻叶、石灰等份，五月五日捣和晒干。临时研成末，搽之。

第四章

祛风除湿药

祛风湿药是指能祛除风湿，解除痹痛，以治疗风湿痹症为主要作用的药物。根据其药性和功效的不同，可分为祛风湿寒药、祛风湿热药、祛风湿强筋骨药。

临床上主要用于风湿痹痛证之肢体疼痛，关节不利、肿大，筋脉拘挛，腰膝酸软等症。

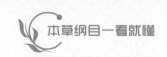

轻松治好颈椎病
独活

《神农本草经·上品》 草部 祛风寒湿药

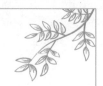
【功效】祛风除湿，通痹止痛。

【释名】羌活、护羌使者（《神农本草经》），独摇草（《名医别录》），胡王使者（《吴普本草》），长生草。

【集解】苏颂说：独活、羌活以产自蜀汉的为佳。春季生出苗叶如青麻。六月开花作丛，有黄色有紫色。结果实时叶变黄色的，是生长在夹石上的；叶青的，是生长在土中的。《神农本草经》说是两种植物。现在人们以紫色而节密的为羌活，黄色而作块的为独活。另有一种独活，产自蜀中，像羌活，微黄色而极大，收时切成一寸长晒干，气味芳烈，大小像羌活，又有槐叶气，现在京下多使用，功效好。李时珍说：独活、羌活乃一类二种，以别地的为独活，西羌的为羌活。按王贶《易简方》云，羌活需要使用紫色有蚕头鞭节的。

🌼 药用部分

🌸 根

[性味] 苦、甘，平，无毒。

[主治] 主风寒所击，金疮止痛，奔豚痫痉，女子疝瘕。久服轻身耐老（《神农本草经》）。疗诸贼风，百节痛风，无问久新（《名医别录》）。独活，治诸中风湿冷，奔喘逆气，皮肤苦痒，手足挛痛劳损，风毒齿痛。羌活，治贼风失音不语，多痒，手足不遂，口面㖞斜，血癞（甄权）。羌、独活，治一切风并气，筋骨挛拳，骨节酸疼，头旋目赤疼痛，五劳七伤，利五脏及伏梁水气（《日华子本草》）。治风寒湿痹，酸痛不仁，诸风掉眩，颈项难伸（李杲）。去肾间风邪，搜肝风，泻肝气，治项强、腰脊痛（王好古）。散痈疽败血（张元素）。

使用注意

本品辛温燥散，凡非风寒湿邪而属气血不足之痹症当忌用。

形态特征

多年生草本，高 60 ～ 100 厘米，根粗大。茎直立，带紫色。叶为羽状复叶，两面均被短柔毛，边缘有不整齐重锯齿；茎上部叶退化成膨大的叶鞘。复伞形花序顶生或侧生，密被黄色短柔毛，花白色。双悬果背部扁平，长圆形。

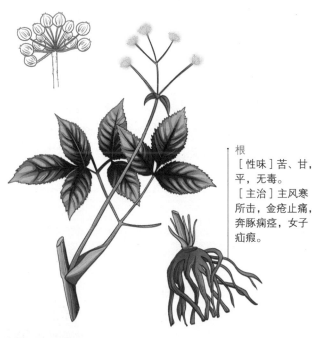

根
［性味］苦、甘，平，无毒。
［主治］主风寒所击，金疮止痛，奔豚痫痉，女子疝瘕。

本品根略呈圆柱形，根头部膨大，表面灰褐色或棕褐色，具纵皱纹，有横长皮孔样突起及稍突起的细根痕。质较硬。受潮则变软，断面皮部灰白色，有多数散在的棕色油室，木部灰黄色至黄棕色，形成层环棕色。有特异香气 . 味苦、辛、微麻舌。

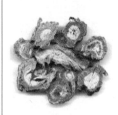

生境分布

生长于山谷沟边或草丛中，有栽培。主产于湖北、四川等地。

实用妙方

中风口噤（通身冷，不知人）： 独活四两，好酒一升，煎半升服。（《千金方》）

妊娠浮肿、风水浮肿： 羌活、萝卜子同炒香，只取羌活研成末。每服二钱，温酒调下，一日一服，二日两服，三日三服。乃嘉兴簿张昌明所传，许学士。（《本事方》）

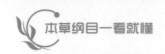

舒筋活络之要药

木瓜

《名医别录·中品》　　果部　　祛风寒湿药

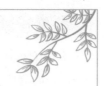

【功效】舒筋活络，和胃化湿。

【释名】（《尔雅》），木瓜实（《名医别录》）

【集解】李时珍说：木瓜可以栽种，可以嫁接，可以枝压。木瓜叶光而厚，果实像小瓜一样，有鼻。多汁而味道木的为木瓜。鼻是指花脱落的地方，并非脐蒂。木瓜性脆，可蜜制成果脯。去掉木瓜子蒸烂，捣成泥加入蜜与姜一起煎，冬季饮用最好。木桃、木李性坚，可以用蜜煎做成糕点食用。木瓜烧成灰撒在水池中，可以毒鱼。

药用部分

实

[性味]酸，温，无毒。

[主治]主湿痹脚气，霍乱大吐下，转筋不止（《名医别录》）。治脚气冲心，取嫩者一颗，去子煎服佳。强筋骨，下冷气，止呕逆，心膈痰唾，消食，止水利后渴不止，作饮服之（陈藏器）。止吐泻奔豚，及水肿冷热痢，心腹痛（《日华子本草》）。去湿和胃，滋脾益肺，治腹胀善噫，心下烦痞（王好古）。

木瓜核

[主治]主霍乱烦躁气急，每嚼七粒，温水咽之（时珍出《圣惠方》）。

枝、叶、皮、根

[性味]酸、涩，温，无毒。

[主治]主煮汁饮，并止霍乱吐下转筋，疗脚气（《名医别录》）。枝作杖，利筋脉。根、叶煮汤淋足，可以已蹶。木材作桶濯足，甚益人（苏颂）。枝、叶煮汁饮，热痢（时珍出《千金》）。

花

[主治]主面黑粉滓（方见李花）。

使用注意

內有郁热，小便短赤者忌服。

形态特征

　　落叶灌木，高达 2 米，小枝无毛，有刺。叶片卵形至椭圆形，边缘有尖锐重锯齿。花先叶开放，绯红色稀淡红色或白色；萼筒钟状，基部合生，无毛。梨果球形或长圆形，木质，黄色或带黄绿色，干后果皮皱缩。

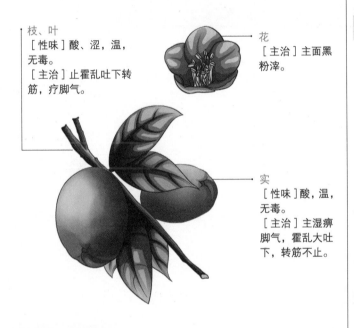

枝、叶
[性味] 酸、涩，温，无毒。
[主治] 止霍乱吐下转筋，疗脚气。

花
[主治] 主面黑粉滓。

实
[性味] 酸，温，无毒。
[主治] 主湿痹脚气，霍乱大吐下，转筋不止。

　　本品长圆形，多纵剖成两半，外表面紫红色或红棕色，有不规则的深皱纹；剖面边缘向内卷曲，果肉红棕色，中心部分凹陷，棕黄色；种子扁长三角形，多脱落。质坚硬。气微清香，味酸。

生境分布

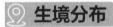

　　生长于山坡地、田边地角、房前屋后。主产于山东、河南、陕西、安徽、江苏、湖北、四川、浙江、江西、广东、广西等地。

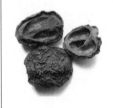

实用妙方

　　脚筋挛痛：用木瓜数枚，以酒、水各半，煮烂捣膏，乘热贴于痛处，以帛裹之。冷即换，日三五度。（《食疗本草》）

　　脐下绞痛：木瓜三片，桑叶七片，大枣三枚，水三升，煮半升，顿服即愈。（《食疗本草》）

　　小儿洞痢：木瓜捣汁服之。（《千金方》）

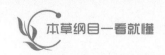

为燥湿行气、除满消胀之良药

厚朴

《神农本草经·中品》　木部　化湿药

【功效】舒筋活络，和胃化湿。

【释名】烈朴（《日华子本草》），赤朴、厚皮（《名医别录》），重皮（《广雅》）。

【集解】《名医别录》说：厚朴生长在交趾、冤句等地。三月、九月、十月采皮，阴干。苏颂说：现在洛阳、陕西、江淮、湖南、蜀川山谷中常有，而以梓州、龙州出产的为上品。树高三四丈，径一二尺。春季生叶像槲叶，四季不凋谢。红花而青实。皮有鳞皱而厚，紫色多润的最佳，薄而白的为下品。李时珍说：朴树皮白肉紫。五六月份开细花，结果实像冬青子，生青熟赤，有核。七八月采收，味甘美。

药用部分

皮

[性味] 苦，温，无毒。

[主治] 主中风伤寒，头痛寒热惊悸，气血痹，死肌，去三虫（《神农本草经》）。温中益气，消痰下气，疗霍乱及腹痛胀满，胃中冷逆，胸中呕不止，泻痢淋露，除惊，去留热心烦满，厚肠胃（《名医别录》）。健脾，治反胃，霍乱转筋，冷热气，泻膀胱及五脏一切气，妇人产前产后腹脏不安，杀肠中虫，明耳目，调关节（《日华子本草》）。治积年冷气，腹内雷鸣虚吼，宿食不消，去结水，破宿血，化水谷，止吐酸水，大温胃气，治冷痛，主病人虚而尿白（甄权）。主肺气胀满，膨而喘咳（王好古）。

花

[性味] 苦，微温，无毒。

[主治] 主脾胃湿阻气滞之胸腹胀满疼痛。

使用注意

本品辛苦温燥湿，易耗气伤津，故气虚津亏者及孕妇当慎用。

形态特征

　　落叶乔木,高7～15米。单叶互生,叶片椭圆状倒卵形,革质。花与叶同时开放,单生枝顶,白色,被棕色毛;雄蕊多数,雌蕊心皮多数,排列于延长的花托上。聚合果圆卵状椭圆形,木质。

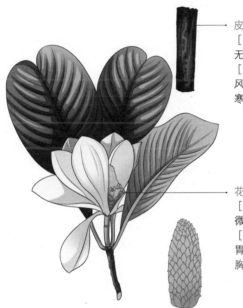

皮
[性味]苦,温,无毒。
[主治]主中风伤寒,头痛寒热惊悸。

花
[性味]苦,微温,无毒。
[主治]主脾胃湿阻气滞之胸腹胀满疼痛。

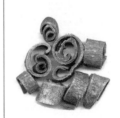

生境分布

　　常混生于落叶阔叶林内或生长于常绿阔叶林缘。主产于陕西、甘肃、四川、贵州、湖北、湖南、广西等地。

实用妙方

　　痰壅呕逆(心胸满闷,不下饮食)厚朴一两,姜汁炙黄研成末。非时米饮调下二钱匕。(《圣惠方》)

　　腹痛胀满:厚朴七物汤,用厚朴半斤制,甘草、大黄各三两,枣十枚,大枳实五枚,桂二两,生姜五两,以水一斗,煎取四升。温服八合,日三。呕者,加半夏五合。(《金匮要略》)

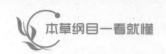

芳香化湿辟秽而和脾胃，为夏令要药

藿香

《嘉祐本草》　草部　化湿药

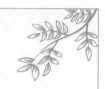

【功效】芳香化浊，和中止呕，发表解暑。

【释名】兜娄婆香。

【集解】苏颂说：藿香在岭南多有，人们也多种植。二月生出苗，茎梗很繁密，作丛，叶似桑而小薄，六月七月采集，需要为黄色时才可以收获。李时珍说：藿香，茎为方形，有节中虚，叶微似茄叶。洁古、东垣只用它的叶，不用枝梗。现在人们连枝梗一起使用，因为它的叶多为伪造的缘故。《唐史》云：顿逊国出藿香，插枝便生，叶如都梁者，是也。刘欣期《交州记》，言藿香似苏合香者，谓其气相似，非谓形状也。

药用部分

枝叶

[**性味**]辛，微温，无毒。

[**主治**]主风水毒肿，去恶气，止霍乱心腹痛（《名医别录》）。脾胃吐逆为要药（苏颂）。助胃气，开胃口，进饮食（张元素）。温中快气，肺虚有寒，上焦壅热，饮酒口臭，煎汤漱（王好古）。

使用注意

阴虚血燥者不宜用。

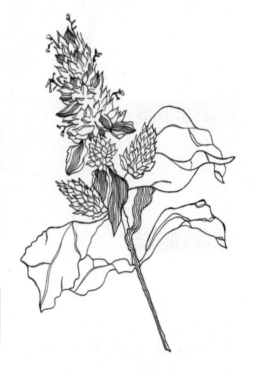

形态特征

多年生草本，高达 1 米。叶对生，圆形至宽卵形，边缘有粗钝齿或有时分裂，两面均被毛，脉上尤多。轮伞花序密集成假穗状花序，密被短柔毛；花萼筒状，花冠紫色，前裂片向前伸。小坚果近球形，稍压扁。

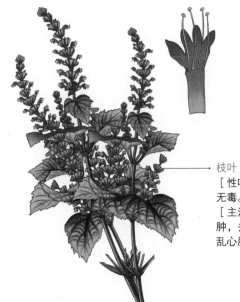

枝叶
[性味]辛，微温，无毒。
[主治]主风水毒肿，去恶气，止霍乱心腹痛。

生境分布

生长于向阳山坡。主产于广东、海南、台湾、广西、云南等地。

本品茎略呈方柱形，多分枝，枝条稍曲折，表面被柔毛；质脆，易折断，断面中部有髓 老茎类圆柱形，被灰褐色栓皮。叶对生，皱缩成团，展平后叶片呈卵形或椭圆形；两面均被灰白色茸毛；先端短尖或钝圆，基部楔形或钝圆，边缘具大小不规则的钝齿；叶柄细，被柔毛。气香特异，味微苦。

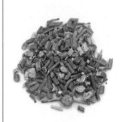

实用妙方

升降诸气：藿香一两，香附炒五两，研成末，每以白汤点服一钱。（《经效济世方》）

暑月吐泻：滑石炒二两，藿香二钱半，丁香五分，研成末。每服一二钱，淅米泔调服。（《禹讲师经验方》）

香口去臭：藿香洗净，煎汤，时时噙漱。（《摘玄方》）

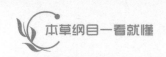

渗湿、健脾是其两大功能

薏苡仁

《神农本草经·上品》　谷部　利水消肿药

【功效】利水渗湿，健脾止泻，除痹，排脓，解毒散结。

【释名】解蠡（《神农本草经》），回回米《救荒本草》，薏珠子（《本草图经》）。

【集解】李时珍说：薏苡，到处都有种植。二三月间老根自生，叶子像初生的芭茅。五六月间抽出茎秆，开花结果。它有两个品种：一种粘牙齿，实尖壳薄，就是薏苡，它的米呈白色像糯米，可以用来煮粥、做饭或磨成面吃，也可以和米一起酿酒；还有一种实圆壳厚而坚硬的，就是菩提子，米很少，可以将它串起来，穿成念经的佛珠。它们的根都呈白色，根如汤匙柄一样大，根须相互交结，味甜。

药用部分

薏苡仁

[性味] 甘，微寒，无毒。

[主治] 主筋急拘挛，不可屈伸，久风湿痹，下气。久服，轻身益气（《神农本草经》）。除筋骨中邪气不仁，利肠胃，消水肿，令人能食（《名医别录》）。炊饭做面食，主不饥；温气。煮饮，止消渴，杀蛔虫（陈藏器）。治肺病肺气，积脓血，咳嗽涕唾，上气。煎服，破毒肿（甄权）。去干湿脚气，大验（孟诜）。健脾益胃，补肺清热，祛风胜湿。炊饭食，治冷气。煎饮，利小便热淋（李时珍）。

使用注意

津液不足者慎用。

形态特征

多年生草本，高1～1.5米。叶互生，线形至披针形。花单性同株，成腋生的总状花序。颖果圆珠形。

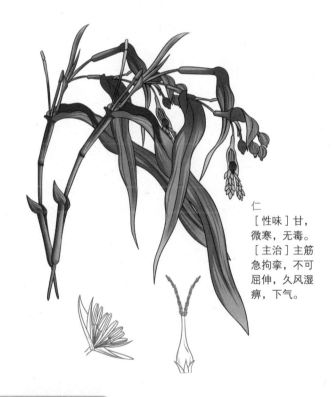

仁
[性味]甘，微寒，无毒。
[主治]主筋急拘挛，不可屈伸，久风湿痹，下气。

生境分布

生长于河边、溪潭边或阴湿山谷中。我国各地均有栽培。长江以南各地有野生。

本品呈宽卵形或长椭圆形，表面乳白色，光滑，偶有残存的黄褐色种皮；一端钝圆，另端较宽而微凹；背面圆凸，腹面有一条较宽而深的纵沟。质坚实，断面白色。气微。味微甜。

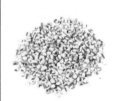

实用妙方

薏苡仁饭（治冷气）：用薏苡仁舂熟，炊为饭食。气味欲如麦饭乃佳。或煮粥亦好。（《广济方》）

水肿喘急：用郁李仁二两研，以水滤汁，煮薏苡仁饭，日二食之。（《独行方》）

消渴饮水：薏苡仁煮粥饮，并煮粥食之。

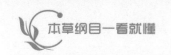

祛湿利尿，降压效果好

冬瓜

《神农本草经·上品》　菜部　利水消肿药

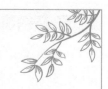

【功效】清热解毒，利水消肿，祛湿解暑。

【释名】白瓜、水芝（《神农本草经》），地芝（《广雅》）。

【集解】李时珍说：冬瓜，在三月生出苗引蔓，宽大的叶子呈圆形而且有尖。茎、叶都有刺毛。冬瓜在六七月开黄花，结果实大的，直径可达一尺多，长三四尺，嫩时呈绿色有毛，成熟则呈苍色有粉，冬瓜皮坚厚，冬瓜肉肥白。冬瓜瓤称为瓜练，白虚像絮，可以用来洗衣服。冬瓜子称为瓜犀，在瓤中排列生长。经过霜降后收获，冬瓜肉可煮着吃，可加蜂蜜做成果脯。其子仁也可以食用。所以可作为蔬菜和水果用。凡收的瓜应避免接触酒、漆、麝香及糯米，否则会腐烂。

药用部分

白冬瓜

[性味]甘，微寒，无毒。

[主治]主小腹水胀，利小便，止渴（《名医别录》）。捣汁服，止消渴烦闷，解毒（陶弘景）。益气耐老，除心胸满，去头面热（孟诜）。消热毒痈肿。切片摩痱子，甚良（《日华子本草》）。利大小肠，压丹石毒（苏颂）。

瓜练（瓤也）

[性味]甘，平，无毒。

[主治]绞汁服，止烦躁热渴，利小肠，治五淋，压丹石毒（甄权）。洗面澡身，去黑斑，令人悦泽白皙（李时珍）。

白瓜子

[性味]甘，平，无毒。

[主治]令人悦泽好颜色，益气不饥。久服，轻身耐老（《神农本草经》）。除烦满不乐。可作面脂（《名医别录》）。治肠痈（李时珍）。

使用注意

因营养不良而致虚肿慎服。

形态特征

一年生攀缘草本，多分枝，枝蔓粗壮，全体有白色刚毛。叶片心状卵形，边缘有波状齿或钝齿。雌雄花均单生叶腋，黄色。果实长椭圆形，幼时绿色，表面密被针状毛，成熟后有白色蜡质粉质，果肉肥厚纯白，疏松多汁种子卵形，白色或黄白色，扁平有窄缘。花期6～9月，果期7～10月。

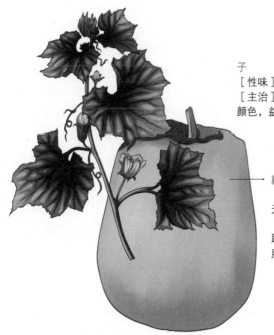

子
[性味]甘，平，无毒。
[主治]令人悦泽好颜色，益气不饥。

瓤
[性味]甘，平，无毒。
[主治]止烦躁热渴，利小肠。

生境分布

全国大部分地区有产。均为栽培。

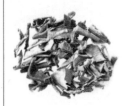

实用妙方

跌仆伤损：用干冬瓜皮一两，真牛皮胶一两，剉入锅内炒存性，研末。每服五钱，好酒热服。仍饮酒一瓯，厚盖取微汗。其痛即止，一宿如初，极效。（《摘玄方》）

消渴不止：冬瓜一枚削皮，埋湿地中，一月取出，破开取清水日饮之。或烧熟绞汁饮之。（《圣济总录》）

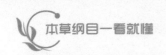

清湿热，利小便，消水肿

泽泻

《神农本草经·上品》　草部　利水消肿药

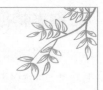

【功效】利水渗湿，泄热，化浊降脂。

【释名】水泻、鹄泻（《神农本草经》），及泻（《名医别录》）。

【集解】《名医别录》说：泽泻生长在汝南池泽。五月采叶，八月采根，九月采实，阴干。陶弘景说：汝南郡属豫州。道路两旁都有生长，不能使用。形状大而长，尾间有两个分权的为好。这种植物容易朽蠹，常需要密封储藏。丛生在浅水中，叶狭而长。苏颂说：在山东、河、陕、江、淮也有生长，产自汉中的为佳。春季生苗，多在浅水中。叶似牛舌，独茎而长。秋季开白花，作丛状似谷精草。秋末采根晒干使用。

药用部分

根

[性味] 甘，寒，无毒。

[主治] 主风寒湿痹、乳难，养五脏，益气力，肥健，消水。久服，耳目聪明，不饥延年，轻身，面生光，能行水上（《神农本草经》）。补虚损，五脏痞满，起阴气，止泄精消渴淋沥，逐膀胱三焦停水（《名医别录》）。主肾虚精自出，治五淋，利膀胱热，宣通水道（甄权）。主头眩耳虚鸣，筋骨挛缩，通小肠，止尿血，主难产，补女人血海，令人有子（《日华子本草》）。入肾经，去旧水，养新水，利小便，消肿胀，渗泄止渴（张元素）。去脬中留垢，心下水痞（李杲）。渗湿热，行痰饮，止呕吐泻痢，疝痛脚气（李时珍）。

使用注意

肾虚滑精、无湿热者禁服。

形态特征

多年生沼生植物，高 50～100 厘米。叶丛生，叶片宽椭圆形至卵形。花茎由叶丛中抽出，花序通常为大型的轮生状圆锥花序。瘦果多数，扁平，倒卵形，背部有两浅沟，褐色，花柱宿存。

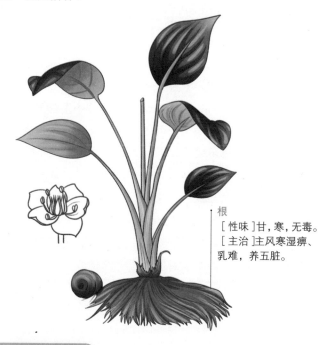

根
[性味]甘，寒，无毒。
[主治]主风寒湿痹、乳难，养五脏。

生境分布

生长于沼泽边缘，幼苗喜荫蔽，成株喜阳光，怕寒冷，在海拔 800 米以下地区，一般都可栽培。主产于福建、四川、江西等地。

* 成品选鉴 *

本品呈类球形、椭圆形或卵圆形，表面黄白色或淡黄棕色，有不规则的横向环状浅沟纹及多数细小突起的须根痕，底部有的有瘤状芽痕。质坚实，断面黄白色，粉性，有多数细孔。气微，味微苦。

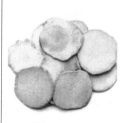

实用妙方

水湿肿胀：泽泻、白术各一两，研成末，或为丸。每服三钱，茯苓汤下。（《保命集》）

支饮苦冒：（仲景泽泻汤）用泽泻五两，白术二两，水二升，煮一升，分两服。（《深师方》）

肾脏风疮：泽泻，皂荚水煮烂，焙研，炼蜜丸如梧子大。空心温酒下十五丸至二十丸。（《经验方》）

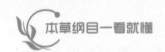

清心热、利小便的石竹花

瞿麦

《神农本草经·中品》　草部　利尿通淋药

【功效】利尿通淋，破血通经。

【释名】蘧麦、大菊（《尔雅》），巨句麦（《神农本草经》），大兰（《名医别录》），石竹（《日华子本草》），南天竺草（《本草纲目》）。

【集解】苏颂说：处处都有生长。苗高一尺左右，叶尖小青色，根紫黑色，形状如细蔓菁。花红紫赤色，也似映山红，二月至五月开花。七月结果实作穗，子颇似麦。产自河阳河中府的，苗可以使用。淮甸产出的根细，村民取来做成刷帚。李时珍说：石竹叶似地肤叶而尖小，又似初生小竹叶而细窄，其茎纤细有节，高一尺多，茎梢间开花。田野生的，花大小如钱，为红紫色。人们栽种的，花稍小而妖媚，有红白粉红紫赤斑烂数色，俗称为洛阳花。结果实如燕麦，内有小黑子。它的嫩苗炸熟水淘洗过，可以食用。

药用部分

穗

[性味]苦，寒，无毒。

[主治]主关格诸癃结，小便不通，出刺，决痈肿，明目去翳，破胎堕子，下闭血（《神农本草经》）。养肾气，逐膀胱邪逆，止霍乱，长毛发（《名医别录》）。主五淋。月经不通，破血块排脓（《日华子本草》）。

叶

[主治]主痔瘘并泻血，作汤粥食。又治小儿蛔虫，及丹石药发。并眼目肿痛及肿毒，捣敷。治浸淫疮并妇人阴疮（《日华子本草》）。

使用注意

孕妇忌服。

形态特征

多年生草本，高达1米。茎丛生，直立，无毛，节明显。叶互生，线形或线状披针形，先端渐尖，基部成短鞘状抱茎，全缘，两面均无毛。花单生或数朵集成稀疏歧式分枝的圆锥花序，花瓣淡红色、白色或淡紫红色，先端深裂成细线条，基部有须毛。蒴果长圆形，与宿萼近等长。

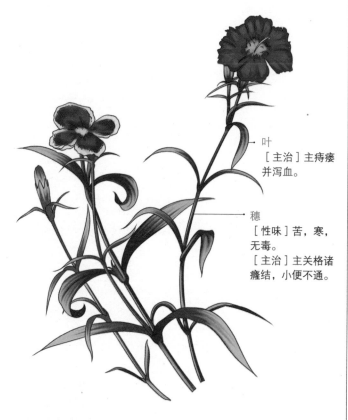

叶
[主治]主痔瘘并泻血。

穗
[性味]苦，寒，无毒。
[主治]主关格诸瘫结，小便不通。

成品选鉴

茎圆柱形，上部有分枝，表面淡绿色或黄绿色。叶对生，多皱缩，展平叶片呈条形至条状披针形。枝端具花及果实，花萼筒状，花瓣棕紫色或棕黄色，卷曲，先端深裂成丝状。蒴果长筒形，与宿萼等长。种子细小，多数。气微，味淡。

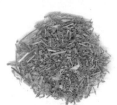

生境分布

生长于山坡、田野、林下。主产于河北、四川、湖北、湖南、浙江、江苏等地。

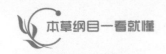 **实用妙方**

小便石淋，宜破血：瞿麦子捣研成末，酒服方寸匕，日三服，三日当下石。（《外台秘要》）

小便不利（有水气，栝楼瞿麦丸主之）：瞿麦二钱半，栝楼根二两，大附子一个，茯苓、山芋各三两，研成末，蜜和丸梧子大。一服三丸，日三。未知，益至七八丸。以小便利、腹中温为知也（张仲景金匮方）。

子死腹中，或产经数日不下：以瞿麦煮浓汁服之。（《千金方》）

目赤肿痛，浸淫等疮：瞿麦炒黄研成末，以鹅涎调涂眦头即开。或捣汁涂之。（《圣惠方》）

眯目生翳，其物不出者，生肤翳者：瞿麦、干姜泡研成末，井华水调服二钱，日两服。（《圣惠方》）

咽喉骨鲠：瞿麦研成末，水服一寸匕，日二。（《外台秘要》）

竹木入肉：瞿麦研成末，水服方寸匕。或煮汁，日饮三次。（《梅师方》）

第五章
温中理气 开窍安神药

　　温里药是指能温里祛寒，以治疗里寒症为主要作用的药物。临床上主要用于脾胃虚寒证、肺寒痰饮证等。

　　理气药是指疏理气机，以治疗气滞或气逆证为主要作用的药物，又称行气药。临床上主要用于治疗脾胃气滞、肝气郁滞、肺气壅滞等所致的病症。

　　开窍药是指具有辛香走窜之性，能开窍醒神的药物。临床上可用于治温病热陷心包、痰浊蒙蔽清窍之神昏谵语等证。

　　安神药是指能安定神志，以治疗神志失常为主要作用的药物。临床上可用于心悸失眠、惊痫发狂、烦躁易怒等证。

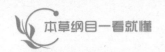

温中下气，善解食物毒

胡椒

《唐本草》　　果部　　温里药

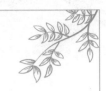

【功效】温中散寒，下气，消痰。

【释名】浮椒（《东医宝鉴》），玉椒（《通雅》）。

【集解】李时珍说：胡椒，产于南部很多国家，以及交趾、滇南、海南等地都有种植。蔓生，依附在树上攀缘到高处，现在架成棚引藤生长。叶如扁豆、山药等。正月开黄白花，结椒累累，缠绕在藤蔓上，形状如梧桐子，也无核，初时青色，成熟时呈红色，青色的更辣。四月成熟，五月采收，晒干后呈皱褶。现在，中国饮食中普遍使用它。

药用部分

实

[性味] 辛，大温，无毒。

[主治] 主下气温中祛痰，除脏腑中风冷（《唐本草》）。去胃口虚冷气，宿食不消，霍乱气逆，心腹疼痛，冷气上冲（李珣）。调五脏，壮肾气，治冷痢，杀一切鱼、肉、鳖、蕈毒（《日华子本草》）。去胃寒吐水，大肠寒滑（寇宗奭）。暖肠胃，除寒湿，反胃虚胀，冷积阴毒，牙齿浮热作痛（李时珍）。

使用注意

胃热或胃阴虚者忌用。

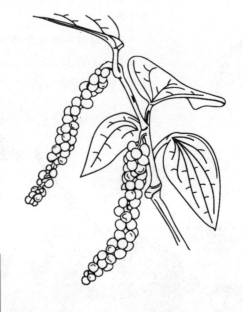

形态特征

常绿藤本，茎长达5米许，多节，叶阔卵形或卵状长椭圆形，花黄白色，浆果球形，果穗圆柱状，幼时绿色，熟时红黄色。种子小。花期4～10月，果期10月至次年4月。

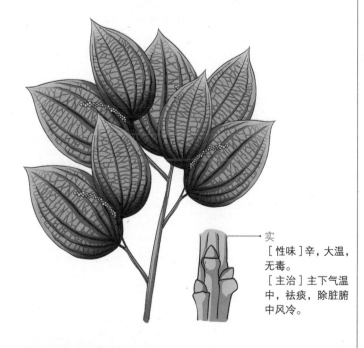

实
[性味]辛，大温，无毒。
[主治]主下气温中，祛痰，除脏腑中风冷。

成品选鉴

呈球形，表面黑褐色，具隆起网状皱纹，顶端有细小花柱残迹，基部有自果轴脱落的疤痕。质硬，外果皮可剥离，内果皮灰白色或淡黄色。断面黄白色，粉性，中有小空隙。气芳香，味辛辣。

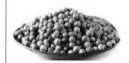

生境分布

生长于荫蔽的树林中。主产于海南、广东、广西、云南等地。

实用妙方

霍乱吐泻：（孙真人）用胡椒三十粒，以饮吞之。（《仁斋直指方》）用胡椒四十九粒，绿豆一百四十九粒，研匀，木瓜汤服一钱。

发散寒邪：胡椒、丁香各七粒，碾碎，以葱白捣膏和，涂两手心，合掌握定，夹于大腿内侧，温覆取汗则愈。（《伤寒蕴要》）

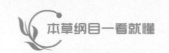

温中散寒，治呕逆

丁香

《开宝本草》　　木部　　温里药

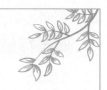

【功效】温中降逆，补肾助阳。

【释名】丁子香（《嘉祐本草》），鸡舌香。

【集解】苏恭说：鸡舌香树，叶及皮都像栗，花像梅花，子像枣核，是雌树，不能入香使用。它的雄树虽开花不结果实，采花酿成香。产于昆仑及交州、爱州以南。李时珍说：雄为丁香，雌为鸡舌。不知乳香中所拣的，是番枣核，就是无漏子的核。用干姜、焰硝可以点在眼睛，草果、阿魏番人可以作为食料。

药用部分

丁香

[性味] 辛，温，无毒。

[主治] 温脾胃，止霍乱拥胀，风毒诸肿。能发诸香《开宝本草》。治口气冷气，冷劳反胃，鬼疰蛊毒，杀酒毒，消痃癖，疗肾气奔豚气，阴痛腹痛，壮阳。暖腰膝（《日华子本草》）。疗呕逆，甚验（韩保昇）。去胃寒，理元气。气血盛者勿服（张元素）。治虚哕，小儿吐泻，痘疮胃虚，灰白不发（李时珍）。

丁皮

[性味] 辛，温，无毒。

[主治] 主齿痛（李珣）。心腹冷气诸病。方家用代丁香（李时珍）。

枝

[主治] 主一切冷气，心腹胀满，恶心，泄泻虚滑，水谷不消。用枝杖七斤，肉豆蔻（面煨）八斤，白面（炒）六斤，甘草（炒）十一斤，炒盐中三斤，研成末。日日点服（《御药院方》）。

根

[性味] 辛，热，有毒。

[主治] 主风热毒肿。不入心腹之用《开宝本草》。

使用注意

热证及阴虚内热者忌用。畏郁金。

形态特征

　　常绿乔木，高达 12 米，叶卵状长椭圆形，先端尖。花顶生，花瓣紫红色，短管状，花柱锥状，细长。浆果椭圆形，表面呈红棕色或暗棕色，有颗粒状突起。

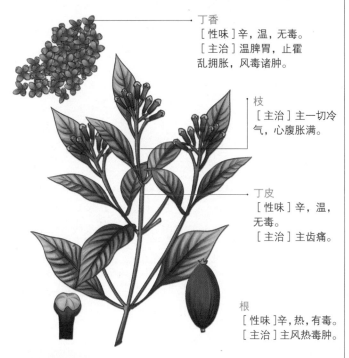

丁香
[性味]辛，温，无毒。
[主治]温脾胃，止霍乱拥胀，风毒诸肿。

枝
[主治]主一切冷气，心腹胀满。

丁皮
[性味]辛，温，无毒。
[主治]主齿痛。

根
[性味]辛，热，有毒。
[主治]主风热毒肿。

生境分布

　　生长于路边、草坪或向阳坡地或与其他花木搭配栽植在林缘。主产于坦桑尼亚、马来西亚、印度尼西亚等地。我国海南省也有栽培。

* 成品选鉴 *

　　本品略呈研棒状，长 1～2 厘米。花冠圆球形，棕褐色至褐黄色，花瓣内为雄蕊和花柱，搓碎后可见众多黄色细粒状的花药。质坚实，富油性。气芳香浓烈，味辛辣、有麻舌感。

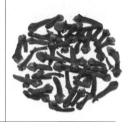

实用妙方

　　干霍乱痛，不吐不下：丁香十四枚，研末，以沸汤一升和之，顿服。不瘥更作。（《千金方》）

　　小儿吐泻：丁香、橘红等份，炼蜜丸黄豆大。米汤化下。（《刘氏小儿方》）

　　朝食暮吐：丁香十五个，研末，甘蔗汁、姜汁和，丸莲子大。噙咽之。（《摘玄方》）

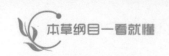

厨房里的芳香之宝

花椒

《神农本草经·中品》　果部　温里药

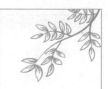

【功效】温中止痛，杀虫止痒。

【释名】大椒（《尔雅》），秦椒、蜀椒（《神农本草经》）。

【集解】李时珍曰：秦椒，花椒也。始产于秦，今处处可种，最易蕃衍。其叶对生，尖而有刺。四月生细花。五月结实，生青熟红，大于蜀椒，其目亦不及蜀椒目光黑也。

药用部分

椒红

[性味] 辛，温，有毒。

[主治] 主除风邪气，温中，去寒痹，坚齿发，明目。久服，轻身好颜色，耐老增年通神（《神农本草经》）。疗喉痹吐逆疝瘕，去老血，产后余疾腹痛，出汗，利五脏（《名医别录》）。上气咳嗽，久风湿痹（孟诜）。

叶

[性味] 辛，热，无毒。

[主治] 主奔豚、伏梁气，并霍乱转筋，和艾及葱碾，以醋拌罨之（《日华子本草》）。杀虫，洗脚气及漆疮（李时珍）。

根

[性味] 辛，热，微毒。

[主治] 主肾与膀胱虚冷，血淋色瘀者，煎汤细饮。色鲜者勿服（时珍出《证治要诀》）。

使用注意

本品性热，阴虚火旺或血热妄行者禁服。孕妇慎服。

形态特征

灌木或小乔木，高约 3～6 米。茎枝疏生略向上斜的皮刺，嫩枝被短柔毛。叶互生，叶片卵形、椭圆形至广卵形，边缘钝锯齿状，齿间具腺点。伞房状圆锥花序，顶生或顶生于侧枝上，花单性，雌雄异株，花轴被短柔毛。果实红色至紫红色，密生疣状突起的腺点。种子黑色，有光泽。花期 3～5 月，果期 7～10 月。

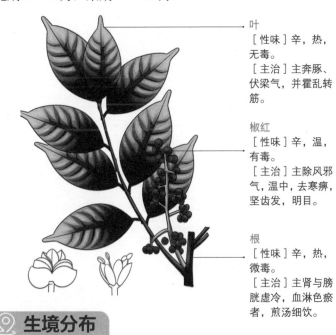

叶
[性味] 辛，热，无毒。
[主治] 主奔豚、伏梁气，并霍乱转筋。

椒红
[性味] 辛，温，有毒。
[主治] 主除风邪气，温中，去寒痹，坚齿发，明目。

根
[性味] 辛，热，微毒。
[主治] 主肾与膀胱虚冷，血淋色瘀者，煎汤细饮。

* 成品选鉴 *

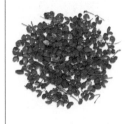

菁葵果多单生，外表面紫红色或棕红色，散有多数疣状突起的油点，内表面淡黄色。香气浓，味麻辣而持久。

生境分布

生长于温暖湿润、土层深厚肥沃的壤土、沙壤土中。我国大部分地区有分布，但以四川产者为佳，故又名川椒、蜀椒。

实用妙方

膏瘅尿多，其人饮少：用秦椒一分（出汗），瓜蒂二分，研成末。水服方寸匕，日三服。（《伤寒类要》）

牙齿风痛：秦椒煎醋含漱。（孟诜《食疗》）

百虫入耳：椒末一钱，醋半盏，浸良久，稍稍滴入，自出。（《续十全方》）

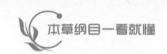

气病之总司，女科之主帅

莎草

《名医别录·中品》　　草部　　理气药

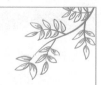

【功效】疏肝解郁，理气宽中，调经止痛。

【释名】雀头香（《唐本草》），草附子、水香棱、水莎（《本草图经》），侯莎（《尔雅》），地毛（《广雅》）。

【集解】李时珍说：莎叶如老韭叶而硬，叶有光泽，有剑脊棱。五六月中抽一茎，三棱中空，茎的顶端长出数叶。开青色花成穗如黍，有细子。莎草的根有须，须下结子一二枚，转相衍生，子上有细黑毛，大的如羊枣而两头尖。采子后燎去毛，晒干卖。

药用部分

根

[性味] 甘，微寒，无毒。

[主治] 主除胸中热，充皮毛，久服令人益气，长须眉（《名医别录》）。治一切气，霍乱吐泻腹痛，肾气膀胱冷气（李杲）。散时气寒疫，利三焦，解六郁，消饮食积聚，痰饮痞满，脚肿腹胀，脚气，止心腹肢体头目齿耳诸痛，痈疽疮疡，吐血下血尿血，妇人崩漏带下，月侯不调，胎前产后百病（李时珍）。

苗及花

[主治] 主男子心肺中虚风及客热，膀胱连胁下时气机不畅，皮肤瘙痒瘾疹，饮食不多，日渐瘦损，常有忧愁心忪少气等证。并收苗花二十余斤剉细，以水二石五斗，煮一石五斗，斛中浸浴，令汗出五六度，其瘙痒即止。四时常用，瘾疹风永除（《天宝单方图》）。煎饮散气郁，利胸膈，降痰热（李时珍）。

使用注意

血虚气弱者不宜单用，阴虚血热者慎服。

形态特征

为多年生草本，根茎匍匐，块茎椭圆形，茎三棱形，光滑。叶丛生，叶鞘闭合抱茎。叶片长线形。复穗状花序，顶生，花深茶褐色。小坚果长圆倒卵形。

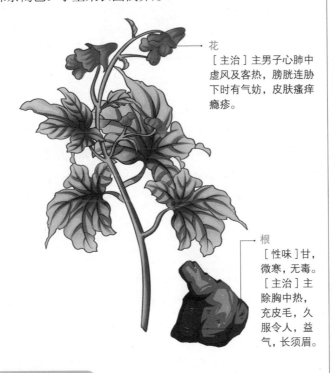

花
[主治] 主男子心肺中虚风及客热，膀胱连胁下时有气妨，皮肤瘙痒癔疹。

根
[性味] 甘，微寒，无毒。
[主治] 主除胸中热，充皮毛，久服令人，益气，长须眉。

* 成品选鉴 *

本品多呈纺锤形，表面棕褐色或黑褐色，有纵皱纹。质硬，经蒸煮者断面黄棕色或红棕色，角质样；生晒者断面色白而显粉性，内皮层环纹明显，中柱色较深。气香，味微苦。

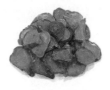

生境分布

生长于路边、荒地、沟边或田间向阳处。主产于山东、浙江、河南等地。

实用妙方

一切气疾（心腹胀满，噎塞，噫气吞酸，痰逆呕恶，及宿酒不解）：香附子一斤，缩砂仁八两，甘草炙四两，研成末，每白汤入盐点服。为粗末煎服亦可。名快气汤。（《和剂局方》）

心腹诸痛（男女心气痛、腹痛、少腹痛、血气痛，不可忍者）：香附子二两，蕲艾叶半两，以醋汤同煮熟，去艾炒研成末，米醋糊丸梧子大，每白汤服五十丸。（《集简方》）

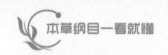

赶走失眠健忘，还你清醒的头脑

远志

《神农本草经·上品》　草部　养心安神药

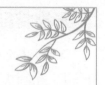
【功效】安神益智，交通心肾，祛痰，消肿。

【释名】苗名小草、细草、棘菀（《神农本草经》）。

【集解】苏颂说：在河、陕、洛西州郡有生长。根形状如蒿根，为黄色。苗似麻黄而青，又如毕豆。叶也有似大青而稍小。三月开白花。根长达一尺。产自泗州的远志花为红色，根叶都大于其他地方产的。产于商州的远志根为黑色。俗传产自夷门的最佳。四月采根晒干使用。李时珍说：远志有大叶、小叶两种。

药用部分

根

[性味] 苦，无毒。

[主治] 主咳逆伤中，补不足，除邪气，利九窍，益智慧，耳目聪明，不忘，强志倍力。久服轻身不老（《神农本草经》）。利男子，定心气，止惊悸，益精，去心下膈气，皮肤中热，面目黄（《名医别录》）。杀天雄、附子、乌头毒，煎汁饮之（之才）。治健忘，安魂魄，令人不迷，坚状阳道（甄权）。长肌肉，助筋骨，妇人血噤失音，小儿客忤（《日华子本草》）。肾积奔豚（王好古）。治一切痈疽（李时珍）。

叶

[主治] 主益精补阴气，止虚损梦泄（《名医别录》）。

使用注意

凡实热或痰火内盛者，以及有胃溃疡或胃炎者慎用。

形态特征

多年生矮小草本，高约30厘米，茎丛生，纤细，近无毛。叶互生，线形或狭线形，近无柄。总状花序，花偏向一侧；花绿白色带紫。蒴果扁，倒卵形，边缘有狭翅。种子扁平、黑色、密被白色细茸毛。

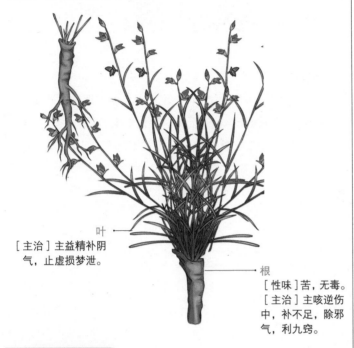

叶
[主治]主益精补阴气，止虚损梦泄。

根
[性味]苦，无毒。
[主治]主咳逆伤中，补不足，除邪气，利九窍。

本品呈圆柱形，表面灰黄色至灰棕色，有较密并深陷的横皱纹、纵皱纹及裂纹。质硬而脆，易折断，断面皮部棕黄色，木部黄白色，皮部易与木部剥离。气微，味苦、微辛，嚼之有刺喉感。

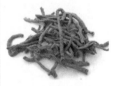

生境分布

生长于海拔400～1000米的路旁或山坡草地。主产于山西、陕西、吉林、河南、河北等地。

实用妙方

心孔昏塞，多忘善误：丁酉日密自至市买远志，着巾角中，还研成末服之，勿令人知。（《肘后方》）

喉痹作痛：远志肉研成末，吹之，涎出为度。（《仁斋直指方》）

吹乳肿痛：远志焙研，酒服二钱，以滓敷之。（《袖珍方》）

小便赤浊：远志，甘草水煮半斤，茯神、益智仁各二两，研成末，酒糊丸梧子大，每空心枣汤下五十丸。（《普济方》）

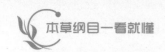

久食轻松不老

灵芝

《神农本草经·上品》　菜部　养心安神药

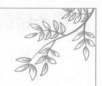

【功效】安神益智，交通心肾，祛痰，消肿。

【释名】三秀（《楚辞》），菌、芝（《尔雅》）。

【集解】。李时珍说：芝类很多，也有开花结果的。本草中只记载了六种芝。瑞应图记载：芝草常在六月生长，春青夏紫，秋白冬黑。葛洪《抱朴子》记载：芝有石芝、木芝、肉芝、菌芝等数百种。大的重十斤多，小的三四斤。

药用部分

青芝（一名龙芝）

[性味]酸，平，无毒。

[主治]主明目，补肝气，安精魂，仁恕。久食，轻身不老，延年神仙（《神农本草经》）。不忘强志（《唐本草》）。

赤芝（一名丹芝）

[性味]苦，平，无毒。

[主治]主胸中郁结，益心气，补中，增智慧，不忘。久食，轻身不老，延年神仙（《神农本草经》）。

黄芝（一名金芝）

[性味]甘，平，无毒。

[主治]主心腹五邪，益脾气，安神，忠信和乐。久食，轻身不老，延年神仙（《神农本草经》）。

白芝（一名玉芝、素芝）

[性味]辛，平，无毒。

[主治]主咳逆上气，益肺气，通利口鼻，强志意，勇悍，安魄。久食，轻身不老，延年神仙（《神农本草经》）。

黑芝（一名玄芝）

[性味]咸，平，无毒。

[主治]主癃，利水道，益肾气，通九窍，聪察。久食，轻身不老，延年神仙（《神农本草经》）。

紫芝（一名木芝）

[性味]甘，温，无毒。

[主治]主耳聋，利关节，保神，益精气，坚筋骨，好颜色。久服，轻身不老延年（《神农本草经》）。疗虚劳，治痔（李时珍）。

形态特征

菌盖木栓质，肾形，红褐、红紫或暗紫色，具漆样光泽，有环状棱纹和辐射状皱纹，下面有无数小孔，管口呈白色或淡褐色，内壁为子实层，孢子产生于担子顶端。菌柄侧生，极少偏生，长于菌盖直径，紫褐色至黑色，有漆样光泽，坚硬。孢子卵圆形，内壁褐色，表面有小疣，外壁透明无色。

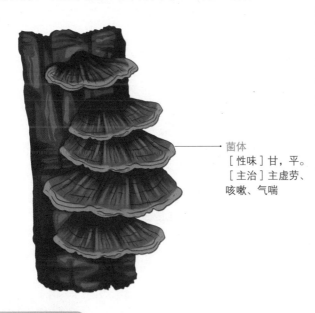

菌体
[性味] 甘，平。
[主治] 主虚劳、咳嗽、气喘

＊成品选鉴＊

外形呈伞状，菌盖肾形、半圆形或近圆形，皮壳坚硬，黄褐色至红褐色，有光泽，具环状棱纹和辐射状皱纹。菌肉白色至淡棕色。菌柄圆柱形，侧生，少偏生，红褐色至紫褐色，光亮。孢子细小，黄褐色。气微香，味苦涩。

生境分布

生长于栎树及其他阔叶树的枯干、腐朽的木桩旁，喜生于植被密度大，光照短、表土肥沃、潮湿疏松之处。主产于四川、浙江、江西、湖南等地。除野生外，现多为人工培育品种。

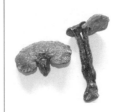

实用妙方

抗皮肤皱缩：灵芝、黄芪各 10 克。水煎取汁，外擦皮肤。

慢性支气管炎：野生灵芝 300 克。制成干膏 30 克，每日 3 克。

慢性肝炎、肾盂肾炎、支气管哮喘：灵芝适量。焙干研末，开水冲服。

支气管出血：灵芝孢子粉适量。开水送服，每日 2 次，每次 1～2 克。

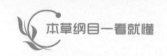

温暖脾胃的驱寒药

吴茱萸

《神农本草经·中品》　　草部　　温里药

【功效】散寒止痛，降逆止呕，助阳止泻。

【释名】李时珍说：茱萸二字义未详。萸有俞、由二音。

【集解】《名医别录》说：吴茱萸生长在上谷和冤句地带。九月九日采收，阴干。陈久的好。苏颂说：吴茱萸，现在处处都有，以江淮、蜀汉颇多。吴茱萸树高丈余，皮青绿色。叶似椿而阔厚，呈紫色。三月开红紫色细花。七月、八月结果实像椒子，嫩时微黄色，到成熟时变成深紫色。李时珍说：茱萸枝柔而肥，叶长而起皱，它的果实生长在梢头，累累成簇状，无核，和椒不同。吴茱萸分两种，一种粒大，一种粒小，小的入药最佳，《淮南万毕术》说：井上适宜种植茱萸，叶落入井中，人饮用井水，不会得温疫。

药用部分

果实

[性味] 辛，温，有小毒。

[主治] 主温中下气，止痛，除湿血痹，逐风邪，开腠理，咳逆寒热（《神农本草经》）。利五脏，祛痰冷逆气，饮食不消，心腹诸冷绞痛，中恶心腹痛（《名医别录》）。霍乱转筋，胃冷吐泻腹痛，产后心痛，治遍身麻木刺痛，腰脚软弱，利大肠壅气，肠风痔疾，杀三虫（甄权）。下产后余血，治肾气、脚气水肿，通关节，起阳健脾（《日华子本草》）。主痢，止泻，厚肠胃，肥健人（孟诜）。治痞满塞胸，咽膈不通，润肝燥脾（王好古）。开郁化滞，治吞酸，厥阴痰涎头痛，阴毒腹痛，疝气血痢，喉舌口疮（李时珍）。

使用注意

本品辛热燥烈，易耗气动火，故不宜多用、久服。阴虚有热者忌用。

形态特征

灌木或小乔木，全株具臭气。叶对生，单数羽状复叶，椭圆形至卵形，全缘或有微小钝锯齿。聚伞状圆锥花序顶生，花白色。蓇葖果，成熟时紫红色，表面有粗大的腺点，果实略呈扁球形，表面绿黑色或暗黄绿色，粗糙，有多数凹下细小油点，顶平。

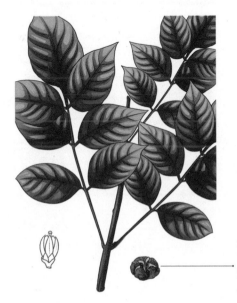

果实
[性味]辛，温，有小毒。
[主治]主温中下气，止痛，除湿血痹。

成品选鉴

本品呈球形或略呈五角状扁球形，表面暗黄绿色至褐色，粗糙，有多数点状突起或凹下的油点。质硬而脆，横切面可见子房5室，每室有淡黄色种子1粒。气芳香浓郁，味辛辣而苦。

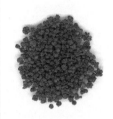

生境分布

生长于温暖地带路旁、山地或疏林下。多为栽培。主产于长江流域以南各地。

实用妙方

头风作痛：茱萸煎浓汤，以绵染，频拭发根良。（《千金翼方》）

阴毒伤寒（四肢逆冷）：用茱萸一升，酒拌湿，绢袋二个，包蒸极热，更互熨足心。候气透，痛亦即止，累有效。（《圣惠方》）

寒疝往来：吴茱萸一两，生姜半两，清酒一升，煎温分服。（《肘后方》）

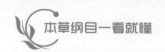

行气止痛的佛家圣品

檀香

《别录下品》　　木部　　理气药

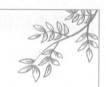
【功效】行气温中，开胃止痛。

【释名】旃檀（《本草纲目》）。

【集解】李时珍说：檀香产自广东、云南，及占城、真腊、爪哇、渤泥、暹罗、三佛齐、回回等国，现在岭南等地也有。它的树、叶都像荔枝树，皮青色而滑泽。《香谱》说：它的皮厚而色黄的为黄檀，皮洁而色白的为白檀，皮腐而色紫的为紫檀。它们的树坚重清香，以白檀最佳。宜用纸封收，不会泄气。五佐格《古论》记载：紫檀产于溪峒等地。性坚。未成熟的呈红色，成熟的呈紫色，有蟹爪纹理。未成熟的紫檀用水浸泡，可以染物。真正的紫檀擦在墙壁上呈紫色，所以叫紫檀色。黄檀最香。

药用部分

白旃檀

[性味]辛，温，无毒。

[主治]主消风热肿毒（陶弘景）。治中恶鬼气，杀虫（陈藏器）。煎服，止心腹痛，霍乱肾气痛。水磨，涂外肾并腰肾痛处（《日华子本草》）。散冷气，引胃气上升，进饮食（张元素）。噎膈吐食。又面生黑子，每夜以浆水洗拭令赤，磨汁涂之，甚良（李时珍）。

紫檀

[性味]咸，微寒，无毒。

[主治]摩涂恶毒风毒（《名医别录》）。刮末敷金疮，止血止痛。疗淋（陶弘景）。醋磨，敷一切卒肿（《日华子本草》）。

使用注意

阴虚火旺，实热吐衄者慎用。

形态特征

常绿小乔木，高6～9米，树皮褐色，叶片椭圆状卵形或卵状披针形，花腋生或顶生，最初为淡黄色，后变为深锈紫色。核果球形，大小似樱桃核，成熟时黑色，肉质多汁，内果皮坚硬。种子圆形，光滑无毛。

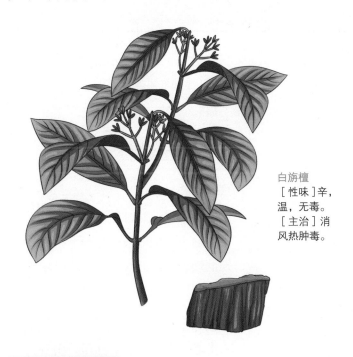

白旃檀
[性味]辛，温，无毒。
[主治]消风热肿毒。

* 成品选鉴 *

本品为长短不一的圆柱形木段，外表面灰黄色或黄褐色，光滑细腻，有的具疤节或纵裂，横截面呈棕黄色，显油迹；棕色年轮明显或不明显，纵向劈开纹理顺直。质坚实，不易折断。气清香，燃烧时香气更浓；味淡，嚼之微有辛辣感。

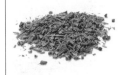

生境分布

野生或栽培。主产于印度、澳大利亚、印度尼西亚，我国海南、广东、云南、台湾等地亦产。

实用妙方

寒凝气滞心痛：檀香、荜茇、香附各15克，沉香、丁香各10克，乳香5克。研粗末，水煎服，每次6～9克，每日3次。

萎缩性胃炎：檀香5克，玉竹、丹参各30克，砂仁、山楂10克。再根据临床辨证加1～2味中药，每日服药1剂，水煎分早晚2次服，30日为1个疗程。

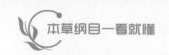

芳香解郁，缓解胸腹胀痛

茉莉

《本草纲目》　　草部　　理气药

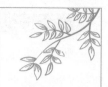

【功效】理气，开郁，和中，辟秽

【释名】大椒（《尔雅》），秦椒、蜀椒（《神农本草经》）。

形态特征

常绿小灌木或藤本状灌木，高可达1米。单叶对生，光亮，宽卵形或椭圆形。聚伞花序，顶生或腋生，花冠白色，极芳香。大多数品种的花期6～10月。

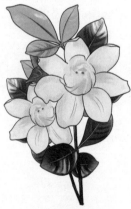

花
[性味]辛，热，无毒。
[主治]蒸油取液，作面脂头泽，长发润燥香肌。

根
[性味]热，有毒。
[主治]止痛。

生境分布

多栽培于湿润肥沃土壤中。分布于江苏、四川、广东等地。

药用部分

花

[性味]辛，热，无毒。
[主治]蒸油取液，作面脂头泽，长发润燥香肌，亦入茗汤（李时珍）。

根

[性味]热，有毒。
[主治]主以酒磨一寸服，则昏迷一日乃醒，二寸二日，三寸三日。凡跌损骨节脱臼接骨者用此，则不知痛也（汪机）。

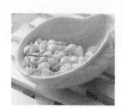

* 成品选鉴 *

干燥的花黄棕色至棕褐色，冠筒基部的颜色略深；气芳香，味涩。以纯净、洁白者为佳。

第六章
泻下消食药

泻下药是指能引起腹泻,润滑大肠,促进排便的药物。根据其作用特点及适应证不同,可分为攻下药、润下药及峻下逐水药。临床上主要用于大便秘结,胃肠积滞,实热内结及水肿停饮等里实证,还可用于疮痈肿毒及瘀血证。

消食药是指能消化食积,以治疗饮食积滞为主要作用的药物。临床上主要适用于食积停滞所致的脘腹胀满,嗳气泛酸,恶心呕吐,不思饮食,泄泻或便秘等症。

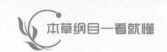

消浮肿，清宿食

郁李

《神农本草经·下品》　木部　泻下药

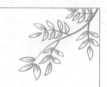

【功效】润燥滑肠，下气利水。

【释名】车下李（《名医别录》），爵李（《神农本草经》），雀梅《诗疏》。

【集解】《名医别录》说：郁李，生长在高山川谷及丘陵上。五月、六月份采棋。陶弘景说：山野处处都有。子成熟后为红色，可以吃。李时珍说：它的花为粉红色，果实像小李。苏颂说：汴洛人们种植，枝茎作长条，花极繁密，多叶，也叫郁李，不能入药使用。

药用部分

核仁

[性味]酸，平，无毒。

[主治]主大腹水肿，面目四肢浮肿，利小便水道（《神农本草经》）。肠中结气，关格不通（甄权）。泄五脏膀胱急痛，宣腰胯冷脓，消宿食下气（《日华子本草》）。破癖气、下四肢水。酒服四十九粒，能泻结气（孟诜）。破血润燥（张元素）。专治大肠气滞，燥涩不通（李杲）。研和龙脑，点赤眼（寇宗奭）。

根

[性味]酸，凉，无毒。

[主治]主齿龈肿，龋齿，坚齿（《神农本草经》）。去白虫（《名医别录》）。治风虫牙痛，浓煎含漱。治小儿身热，作汤浴之（《日华子本草》）。宣结气，破积聚（甄权）。

使用注意

孕妇慎用。

形态特征

　　落叶灌木，树皮灰褐色，叶卵形或宽卵形，边缘有锐重锯齿，花白色或粉红色，倒卵形。核果近球形，熟时鲜红色，味酸甜。种子卵形稍扁。

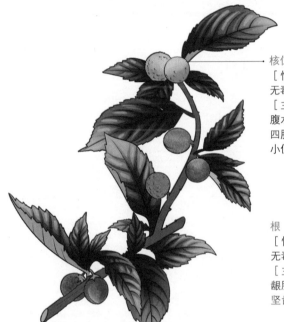

核仁
　[性味]酸，平，无毒。
　[主治]主大腹水肿，面目四肢浮肿，利小便水道。

根
　[性味]酸，凉，无毒。
　[主治]主齿龈肿，龋齿，坚齿。

　　呈卵形，表面黄白色或浅棕色，一端尖，另端钝圆。尖端一侧有线形种脐，圆端中央有深色合点，自合点处向上具多条纵向维管束脉纹。种皮薄，子叶2，乳白色，富油性。气微，味微苦。

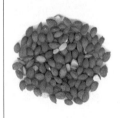

生境分布

　　生长于荒山坡或沙丘边。主产于黑龙江、吉林、辽宁、内蒙古、河北、山东等地。

实用妙方

　　小儿多热：熟汤研郁李仁如杏酪，一日服二合。（《姚和众至宝方》）

　　肿满气急，不得卧：用郁李仁一大合捣末，和面做饼。吃入口即大便通，泄气便愈。（《杨氏产乳》）

　　皮肤血汁：郁李仁（去皮，研）一钱，鹅梨捣汁调下。（《圣济总录》）

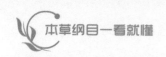

泄水圣药		
甘遂		
《神农本草经·下品》	草部	泻下药

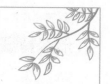

【功效】泄水逐饮，消肿散结。

【释名】甘薰、陵泽、重泽、主田（《名医别录》），陵蒬、甘泽、苦泽、白泽、鬼丑（吴普）。

【集解】《名医别录》说：甘遂生长在中山川谷。二月采根，阴干。苏恭说：甘遂苗似泽漆，它的根皮为红色，肉为白色，作连珠状，果实重的为良。草甘遂就是蚤休，功效与甘遂不同，苗也不同。俗称重台，叶似鬼臼、蓖麻，根皮为白色。

🌿 药用部分

🍃 根

[性味] 苦，寒，有毒。

[主治] 主大腹疝瘕，腹满，面目浮肿，留饮宿食，破癥坚积聚，利水谷道（《神农本草经》）。下五水，散膀胱多热，皮中痞，热气肿满（《名医别录》）。能泻十二种水疾，祛痰水（甄权）。泻肾经及隧道水湿，脚气，阴囊肿坠，痰迷癫痫，噎膈痞塞（李时珍）。

使用注意

虚弱者及孕妇忌用。不宜与甘草同用。

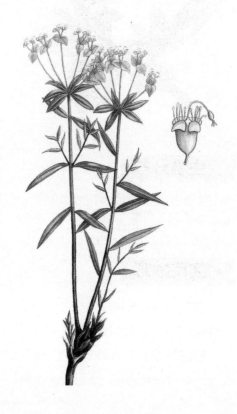

形态特征

多年生草本，高 25 ～ 40 厘米，全株含白色乳汁。茎直立，下部稍木质化，淡红紫色，下部绿色，叶互生，线状披针形或披针形。杯状聚伞花序，顶生，花单性，无花被。蒴果近球形。

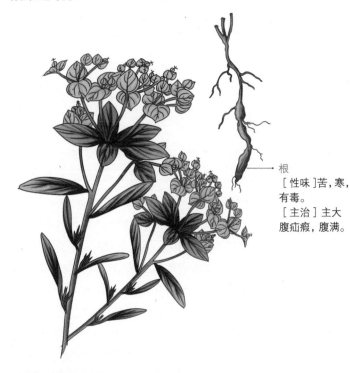

根
[性味]苦，寒，有毒。
[主治]主大腹疝瘕，腹满。

本品呈椭圆形、长圆柱形或连珠形，表面类白色或黄白色，凹陷处有棕色外皮残留。质脆，易折断。断面粉性，白色，木部微显放射状纹理；长圆柱状者纤维性较强。气微，味微甘而辣。

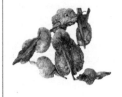

生境分布

生长于低山坡、沙地、荒坡、田边和路旁等。主产于陕西、河南、山西等地。

实用妙方

水肿腹满：甘遂炒二钱二分，黑牵牛一两半，研成末，水煎，时时呷之。（《普济方》）

身面红肿：甘遂二钱，生研成末。

以猯猪肾一枚，分为七窍，入末在内，湿纸包煨，令熟食之，日一服。至四、五服，当觉腹鸣，小便利，是其效也。（《肘后方》）

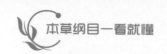

泻下驱虫的胃肠"清洁工"

牵牛子

《别录下品》　　草部｜峻下逐水药

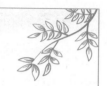

【功效】泄水通便，消痰涤饮，杀虫攻积。

【释名】黑丑、盆甑草（《本草纲目》），草金铃（《炮炙论》），狗耳草（《救荒》）。

【集解】陶弘景说：牵牛作藤生花，形状如扁豆，为黄色。子作小房，果实为黑色，形状如 子核。苏颂说：处处都有生长。二月播种子，三月生出幼苗，作藤蔓绕篱墙，高的二三丈。它的叶为青色，有三尖角。七月生花，微红带碧色，似鼓子花而稍大。八月结实，外有白皮包裹，内有子四五枚，大小如荞麦，有三棱，有黑白两种颜色，九月后收获。李时珍说：牵牛子有黑白两种颜色：黑的处处都有，野生特别多。它的蔓有白毛，折断后有白汁流出。叶有三尖，如枫叶。花不作瓣，如旋花而稍大。它的果实有蒂包裹，生青枯白。它的核与棠 子核一样，但颜色深黑。白色的多是人工种植。它的蔓为微红色，无毛有柔刺，折断有浓汁流出。叶团有斜尖，如山药茎叶，它的花小于黑牵牛花，浅碧带红色。它的果实蒂长一寸多，生青枯白，稍粗。人也采嫩果实用蜜煎做成果实，称为天茄，因为它的蒂像茄的缘故。

药用部分

子

[性味] 苦、寒，有毒。

[主治] 主下气，疗脚满水肿，除风毒，利小便（《名医别录》）。治痃癖，气块，利大小便，除虚肿，落胎（甄权）。取腰痛，下冷脓，泻蛊毒药，并一切气壅滞（《日华子本草》）。和山茱萸服，去水病（孟诜）。除气分湿热，三焦雍结（李杲）。逐痰消饮，通大肠气秘风秘，杀虫，达命门（李时珍）。

使用注意

孕妇忌用。不宜与巴豆、巴豆霜同用。

形态特征

一年生缠绕性草质藤本。全株密被粗硬毛。叶互生，近卵状心形；花序有花1~3朵，总花梗稍短于叶柄，腋生；花冠漏斗状，白色、蓝紫色或紫红色。蒴果球形。

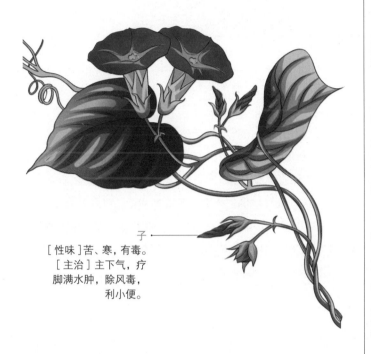

子

[性味]苦、寒，有毒。
[主治]主下气，疗脚满水肿，除风毒，利小便。

* 成品选鉴 *

本品似橘瓣状，表面灰黑色或淡黄白色，背面有一条浅纵沟，腹面棱线的下端有一点状种脐，微凹。质硬，横切面可见淡黄色或黄绿色皱缩折叠的子叶，微显油性。气微，味辛、苦，有麻感。

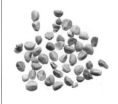

生境分布

生长于山野灌木丛中、村边、路旁；多栽培。全国各地有分布。

实用妙方

一切积气（宿食不消）：黑牵牛头研成末四两，用萝卜剜空，安末盖定，纸封蒸熟取出，入白豆蔻末一钱，捣丸梧子大。每服一二十丸，白汤下，名顺气丸。（《普济方》）

气筑奔冲不可忍：牛郎丸，用黑牵牛半两炒，槟榔二钱半，研成末。每服一钱，紫苏汤下。（《普济方》）

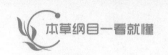

峻猛"将军"，泻下有奇功

大黄

《神农本草经·下品》　草部　泻下药

【功效】泻下攻积，清热泻火，凉血解毒，逐瘀通经，利湿退黄。

【释名】黄良（《神农本草经》），将军（《药录》），火参、肤如（吴普）。

【集解】陶弘景说：产自益州北部汶山及西山的，虽不是河西、陇西，好的呈紫地锦色，味很苦涩，颜色浓黑。西川阴干的为胜。北部晒干，也有用火烤干的，皮小，耐虫蛀。苏颂说：生于蜀川、河东、陕西州郡，以蜀川锦文的为佳。其次是产自秦陇来的，称为土番大黄。正月内生青叶，似蓖麻，大的如扇。根如芋，大的如碗，长一二尺。它的细根如牛蒡，小的也如芋。四月开黄色花，也有青红似荞麦花的。茎为青紫色，形状如竹。二、八月采根，去黑皮，切成横片，烤干。蜀大黄切成竖片如牛舌形，称为牛舌大黄。二者功用相等。江淮出产的叫土大黄，二月开花，结细实。

药用部分

根

[性味] 苦，寒，无毒。

[主治] 主下瘀血，除寒热，破癥瘕积聚，留饮宿食，荡涤肠胃，推陈致新，通利水谷，调中化食，安和五脏（《神农本草经》）。平胃下气，除痰实，肠间结热，心腹胀满，女子寒血闭胀，小腹痛，诸老血留结（《名医别录》）。通女子经候，利水肿，利大小肠，贴热肿毒，小儿寒热时疾，烦热蚀脓（甄权）。通宣一切气，调血脉，利关节，泄壅滞水气，温瘴热疟（《日华子本草》）。泻诸实热不通，除下焦湿热，消宿食，泻心下痞满（张元素）。下痢赤白，里急腹痛，小便淋沥，实热燥结，潮热谵语，黄疸诸火疮（李时珍）。

使用注意

本品苦寒，易伤胃气，脾胃虚弱者慎用；其性沉降，且善活血祛瘀，故妇女怀孕、月经期、哺乳期应忌用。

形态特征

多年生高大草木。叶多根生,根生具长柄,叶片广卵形。茎生叶较小,互生。花小紫红色,圆锥花序簇生。瘦果三角形有翅。

本品呈类圆柱形、圆锥形、卵圆形或不规则块状,除尽外皮者表面黄棕色至红棕色,质坚实,有的中心稍松软,断面淡红棕色或黄棕色,显颗粒性。气清香,味苦而微涩,嚼之粘牙,有沙粒感。

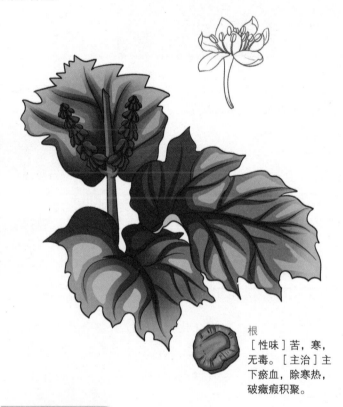

根
[性味]苦,寒,无毒。[主治]主下瘀血,除寒热,破癥瘕积聚。

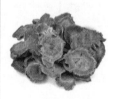

生境分布

生长于山地林缘半阴湿的地方。主产于四川、甘肃、青海、西藏等地。

实用妙方

吐血衄血,治心气不足,吐血衄血者:泻心汤主之,大黄二两,黄连、黄芩各一两,水三升,煮一升,热服取利。(《金匮玉函》)

吐血刺痛:川大黄一两,为散。每服一钱,以生地黄汁一合,水半盏,煎五三沸,无时服。(《简要济众方》)

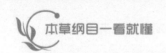

既能泄水，又可行气

芫花

《神农本草经·下品》	草部	泻下药

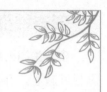

【功效】泄水逐饮，杀虫疗疮。

【释名】杜芫、毒鱼、蜀桑（《名医别录》），赤芫、败华、儿草（《吴普本草》），去水（《神农本草经》），头痛花（《本草纲目》）。

【集解】《名医别录》说：芫花生长在淮源川谷。三月三日采花，阴干。普说：芫根生长在邯郸。二月生叶，为青色，加厚则黑。华有紫、赤、白三种。三月果实落尽，叶生。三月采花，五月采叶，八月、九月采根，阴干。苏颂说：到处都有。宿根，旧枝茎为紫色，长一二尺。根入土深三五寸，为白色，似榆根。春季生苗叶，小而尖，似杨柳枝叶。二月开紫色花，颇似紫荆而作穗，又似藤花而细。现在绛州产出一种开黄花的，称为黄芫花。

药用部分

花

[**性味**] 辛，温，有小毒。

[**主治**] 主咳逆道上气，喉鸣喘，咽肿短气，蛊毒鬼疟，疝瘕痈肿。杀虫鱼（《神农本草经》）。消胸中痰水，喜唾，水肿，五水在五脏皮肤及腰痛，下寒毒肉毒。治心腹胀满，去水气寒痰，涕唾如胶，通利血脉，治恶疮风痹湿，一切毒风，四肢挛急，不能行步（甄权）。疗咳嗽瘴疟（《日华子本草》）。治水饮痰澼，胁下痛（李时珍）。

根

[**性味**] 辛，温。

[**主治**] 主疗疥疮。（《名医别录》）。

使用注意
虚弱者及孕妇忌用。不宜与甘草同用。

形态特征

落叶灌木，幼枝密被淡黄色绢毛，柔韧。单叶对生，叶片长椭圆形或卵状披针形，幼叶下面密被淡黄色绢状毛。花先叶开放，淡紫色或淡紫红色，顶生及腋生，子房密被淡黄色柔毛。核果长圆形，白色。

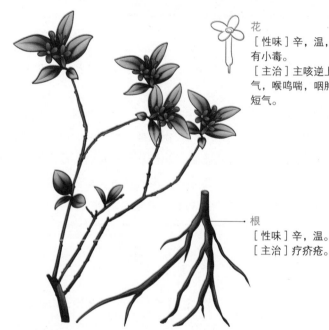

花
[性味]辛，温，有小毒。
[主治]主咳逆上气，喉鸣喘，咽肿短气。

根
[性味]辛，温。
[主治]疗疥疮。

成品选鉴

单朵呈棒槌状，多弯曲，花被筒表面淡紫色或灰绿色。密被短柔毛，先端4裂，裂片淡紫色或黄棕色。质软。气微，味甘、微辛。

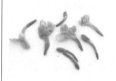

生境分布

生长于路旁及山坡林间。分布于长江流域以南及山东、河南、陕西。

实用妙方

久疟结癖（在腹胁坚痛者）：芫花（炒）二两，朱砂五钱，研成末，蜜丸梧子大。每服十丸，枣汤下。（《仁斋直指方》）

白秃头疮：芫花末，猪脂和敷之。（《集效方》）

痈肿初起：芫花末，和胶涂之。（《千金方》）

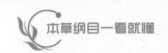
健胃消食的灵丹妙药
山楂

《唐本草》　　　果部　　消食药

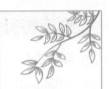

【功效】消食健胃，行气散瘀，化油降脂。

【释名】赤爪子（《唐本草》），鼠楂（《唐本草》），茅楂《日用》，朹子，山里果《食鉴》。

【集解】李时珍说：山楂树高达数尺，叶有五尖，叶丫间有刺。三月开五出小白花。果实有赤、黄两种颜色，肥的像小林檎，小的像手指头，九月果实成熟，小孩会采摘拿去卖。闽人将成熟的山楂去皮核，和糖、蜜一起捣，作呈楂糕，当成果物食用。它的果核像牵牛子，呈黑色甚坚。山楂树高一丈多，花叶和小山楂相同，但果实稍大而呈黄绿色，皮涩肉虚。初长成时酸涩，经过霜降可以食用。

药用部分

实

[性味] 酸，冷，无毒。

[主治] 煮汁服，止水痢。沐头洗身，治疮痒（《唐本草》）。煮汁洗漆疮，多瘥（陶弘景）。治腰痛有效（苏颂）。消食积，补脾，治小儿疝气，发小儿疮疹（吴瑞）。健胃，行结气。治妇人产后儿枕痛，恶露不尽，煎汁入砂糖服之，立效（朱震亨）。化饮食，消肉积癥瘕，痰饮痞满吞酸，滞血痛胀（李时珍）。化血块气块，活血（宁原）。

核

[主治] 吞之，化食磨积，治癫疝（李时珍）。

根

[主治] 消积，治反胃（李时珍）。

茎、叶

[主治] 煮汁，洗漆疮（时珍出（《肘后方》））。

使用注意

脾胃虚弱而无积滞者或胃酸分泌过多者均慎用。

形态特征

　　落叶乔木，高达7米。小枝紫褐色，老枝灰褐色，枝有刺。单叶互生或多数簇生于短枝先端；叶片宽卵形或三角状卵形，叶片小，分裂较深。叶柄无毛。伞房花序，花白色，萼筒扩钟状。梨果近球形，深红色。

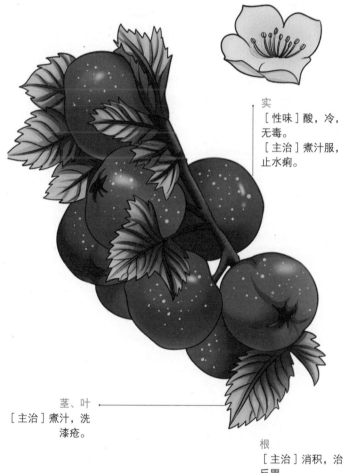

实
[性味]酸，冷，无毒。
[主治]煮汁服，止水痢。

茎、叶
[主治]煮汁，洗漆疮。

根
[主治]消积，治反胃。

生境分布

　　生长于山谷或山地灌木丛中。主产于河南、山东、河北等地，以山东产量大质佳。多为栽培品。

* 成品选鉴 *

　　本品为圆形片，皱缩不平，外皮红色，具皱纹，有灰白色小斑点。果肉深黄色至浅棕色。气微清香，味酸、微甜。

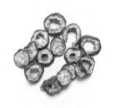

* 主要药用部分 *

实　　　茎、叶

子

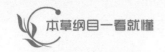

实用妙方

偏坠疝气：山楂肉、茴香（炒）各一两研成末，糊丸梧子大。每服一百丸，空心白汤下。（《卫生易简方》）

老人腰痛及腰痛：用山楂子、鹿茸（炙）各等份研成末，蜜丸梧子大，每服百丸，日两服。

肠风下血（用寒药、热药及脾弱具不效者）：独用山里果（俗名酸枣，又名鼻涕团）干者研成末，艾汤调下，应手即愈。（《百一选方》）

痘疹不快：干山楂研成末，汤点服之，立出红活。又法：猴楂五个，酒煎入水，温服即出。（《危氏得效方》）

痘疮干黑危困者：用山楂子研成末，紫草煎酒调服一钱。（《全幼心鉴》）

食肉不消：山楂肉四两，水煮食之，并饮其汁。（《简便方》）

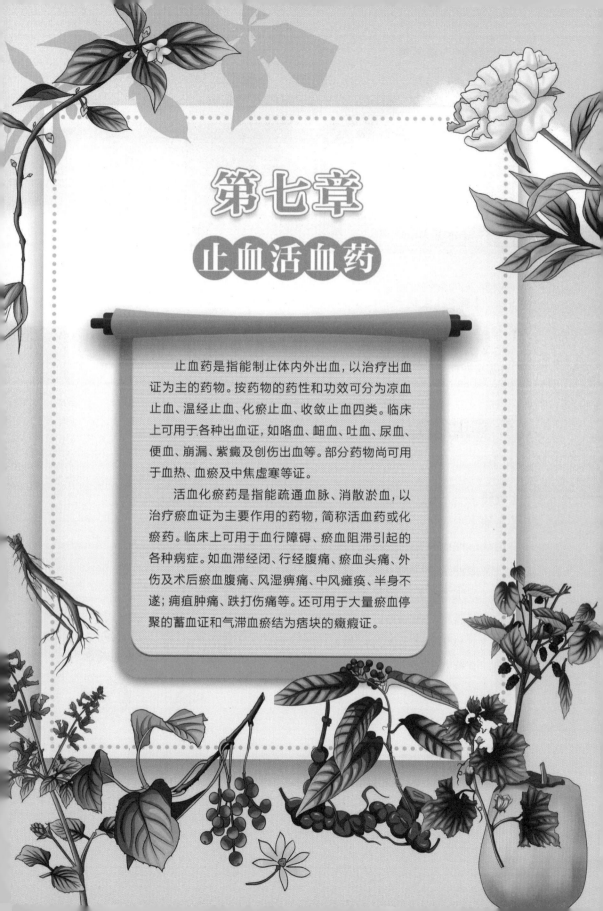

第七章

止血活血药

止血药是指能制止体内外出血，以治疗出血证为主的药物。按药物的药性和功效可分为凉血止血、温经止血、化瘀止血、收敛止血四类。临床上可用于各种出血证，如咯血、衄血、吐血、尿血、便血、崩漏、紫癜及创伤出血等。部分药物尚可用于血热、血瘀及中焦虚寒等证。

活血化瘀药是指能疏通血脉、消散淤血，以治疗瘀血证为主要作用的药物，简称活血药或化瘀药。临床上可用于血行障碍、瘀血阻滞引起的各种病症。如血滞经闭、行经腹痛、瘀血头痛、外伤及术后瘀血腹痛、风湿痹痛、中风瘫痪、半身不遂；痈疽肿痛、跌打伤痛等。还可用于大量瘀血停聚的蓄血证和气滞血瘀结为痞块的癥瘕证。

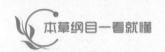
活血行气第一品药

延胡索

《开宝本草》　　草部　活血止痛药

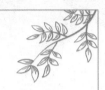

【功效】活血，行气，止痛。

【释名】玄胡索。

【集解】陈藏器说：延胡索生于奚，从安东来，根如半夏，颜色黄。李时珍说：奚为东北夷地。现在二茅山西上龙洞种之。每年寒露后栽种，立春后生苗，叶如竹叶样，三月长三寸高，根丛生如芋卵样，立夏掘起。

药用部分

根

[性味] 辛，温，无毒。

[主治] 主破血，妇人月经不调，腹中结块，崩中淋露，产后诸血病，血运，暴血冲上，因损下血。煮酒或酒磨服《开宝本草》。除风活气，暖腰膝，止暴腰痛，破癥癖，扑损瘀血，落胎（《日华子本草》）。治心气小腹痛，有神（王好古）。散气，治肾气，通经络（李珣）。活血利气，止痛，通小便（李时珍）。

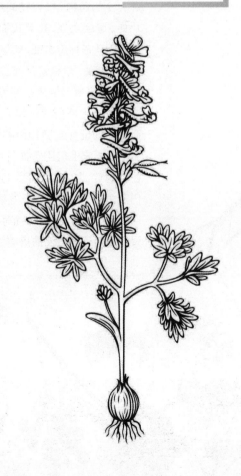

使用注意

孕妇及血虚者禁服。

形态特征

多年生草本，茎纤弱，高约20厘米。叶互生，有长柄，小叶片长椭圆形至线形，全缘。总状花序顶生，花红紫色，横生于小花梗上，蒴果长圆形。

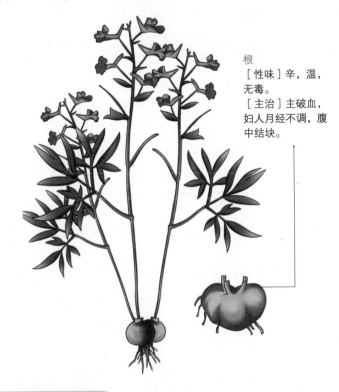

根

[性味] 辛，温，无毒。

[主治] 主破血，妇人月经不调，腹中结块。

* 成品选鉴 *

本品呈不规则的扁球形，表面黄色或黄褐色，有不规则网状皱纹。顶端有略凹陷的茎痕，底部常有疙瘩状突起。质硬而脆，断面黄色，角质样，有蜡样光泽。气微，味苦。

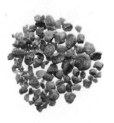

生境分布

生长于稀疏林、山地、树林边缘的草丛中。主产于浙江、江苏、湖北、湖南等地，野生或栽培。

实用妙方

鼻出衄血：延胡索末，绵裹塞耳内，左衄塞右，右衄塞左。（《普济方》）

小便尿血：延胡索一两，朴硝七钱半，研成末。每服四钱，水煎服。（《活人书》）

小儿盘肠气痛：延胡索、茴香等份，炒研，空心米饮量儿大小与服。（《卫生易简方》）

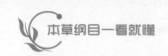

皆是凉性能止血

大蓟小蓟

《本草经集注》　　草部　凉血止血药

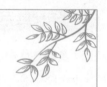

【功效】凉血止血，散瘀，解毒，消痈。

【释名】虎蓟（陶弘景），刺蓟、山牛蒡（《日华子本草》），鸡项草、千针草（《本草图经》），野红花（《本草纲目》）。

【集解】苏颂说：小蓟处处都有生长，俗名青刺蓟。二月生苗，二、三寸时，连根一起采收可以作成菜食用，味美。四月高一尺朵，多刺，心中出花，头如红蓝花而青紫色，北方人称为千针草。四月采苗，九月采根，阴干使用。大蓟苗根与此相似，但肥大。

药用部分

🌸 大蓟根

[性味]甘，温，无毒。

[主治]主女子赤白沃，安胎，止吐血鼻衄，令人肥健（《名医别录》）。捣根绞汁服半升,主崩中血下立瘥(甄权)。

🌸 大蓟叶

[主治]治肠痈，腹脏瘀血，作运扑损，生研，酒并小便任服。又恶疮疥癣，同盐研敷之（《日华子本草》）。

🌸 小蓟根

[性味]甘，温，无毒。

[主治]养精保血（《名医别录》）。破宿血，生新血，暴下血血崩，金疮出血，呕血等，绞取汁温服。作煎和糖，合金疮，及蜘蛛蛇蝎毒，服之亦佳（陈藏器）。治热毒风，并胸膈烦闷，开胃下食，退热，补虚损。

🌸 小蓟苗

[主治]去烦热，生研汁服（并大明）。做菜食，除风热。夏月热烦不止，捣汁半升服，立瘥（孟诜）。

使用注意

虚寒性出血不宜用。

形态特征

多年生草本，高 50 ～ 100 厘米或更高。茎直立，叶矩圆形或披针状，羽状深裂，边缘不整齐浅裂，齿端具针刺。头状花序，顶生或腋生，总苞圆球形，有蛛丝状毛，总苞片多层，外层顶端有刺，花冠紫红色。瘦果椭圆形，略扁，冠毛暗灰色比花冠稍短，羽毛状，顶端扩展。

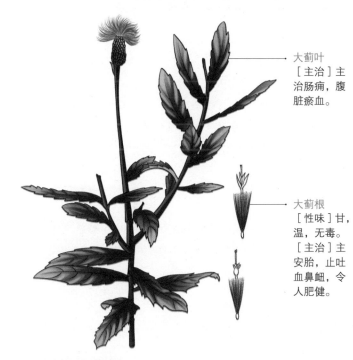

大蓟叶
[主治]主治肠痈，腹脏瘀血。

大蓟根
[性味]甘，温，无毒。
[主治]主安胎，止吐血鼻衄，令人肥健。

生境分布

生长于山野、路旁、荒地。全国大部分地区均产。

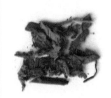

实用妙方

诸瘘不合：虎蓟根、猫蓟根、酸枣根、枳根、杜衡各一把，斑蝥三分，炒研成末，蜜丸枣大。日一服，并以小丸纳疮中。（《肘后方》）

心热吐血（口干）：用小蓟叶及根，捣绞取汁，每顿服二小盏。（《圣惠方》）

卒泻鲜血：小蓟叶捣汁，温服一升。（《梅师方》）

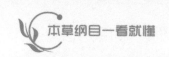

清火明目的凉血药

地榆

《神农本草经·中品》 草部 凉血止血药

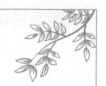

【功效】凉血止血，解毒敛疮。

【释名】玉豉，酸赭。

【集解】苏颂说：现在处处平原川泽都有生长。宿根，在三月内生苗，起初铺地生长，独茎直上生长，高三、四尺，对分出叶。叶似榆叶而稍狭，细长似锯齿状，为青色。七月开花如椹子，为紫黑色。根外黑里红，似柳根。陶弘景说：地榆的根可以用来酿酒。道方烧作灰，能烂石，所以煮石方中使用。它的叶山里人采来做茶饮用。

药用部分

根

[性味] 苦，微寒，无毒。

[主治] 主妇人乳产，痉痛七伤，带下五漏，止痛止汗，除恶肉，疗金疮（《神农本草经》）。止脓血，诸瘘恶疮热疮，补绝伤，产后内塞，可作金疮膏，消酒，除渴，明目（《名医别录》）。止冷热痢疳痢，极效《开宝本草》。止吐血鼻衄肠风，月经不止，血崩，产前后诸血疾，并水泻（《日华子本草》）。治胆气不足（李杲）。汁酿酒治风痹，补脑。捣汁涂虎犬蛇虫伤（李时珍）。酸赭：味酸。主内漏，止血不足（《名医别录》）。

叶

[主治] 作饮代茶，甚解热（苏恭）。

使用注意

本品性寒酸涩，凡虚寒性便血、下痢、崩漏及出血有瘀者慎用。

形态特征

为多年生草本，高 50 ～ 100 厘米，茎直立，有细棱。奇数羽状复叶，基生叶丛生，小叶片卵圆形或长卵圆形，边缘具尖锐的粗锯齿，小叶柄基部常有小托叶；茎生叶有短柄，托叶抱茎，镰刀状，有齿。花小暗紫红色，密集成长椭圆形穗状花序。瘦果暗棕色，被细毛。

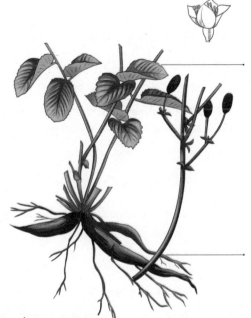

叶
[主治]作饮代茶，解热。

根
[性味]苦，微寒，无毒。
[主治]止痛止汗，除恶肉，疗金疮。

生境分布

生长于山地的灌木丛、山坡、草原或田岸边。主要产于安徽、浙江、江苏、江西等地。

* 成品选鉴 *

表面灰褐色至暗棕色，粗糙，有纵纹。质硬，断面较平坦，粉红色或淡黄色，木部略呈放射状排列。气微，味微苦涩。

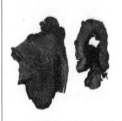

实用妙方

小儿疳痢：地榆煮汁，熬如饴糖，与服便已。（《肘后方》）

毒蛇螫人：新地榆根捣汁饮，兼以渍疮。（《肘后方》）

代指肿痛：地榆煮汁渍之，半日愈。（《千金方》）

小儿湿疮：地榆煮浓汁，日洗二次。（《千金方》）

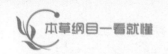

药食两用的水边仙草

香蒲

《神农本草经·上品》 | 草部 | 化瘀止血药

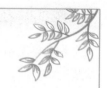

【功效】止血，化瘀，通淋。

【释名】 甘蒲（苏恭），醮石（吴普），花上黄粉名蒲黄。

【集解】《名医别录》说：香蒲生长在南海池泽。蒲黄生长在河东池泽，四月采收。苏颂说：香蒲，是蒲黄的苗。处处都有，以产自秦州的为良。春初生出嫩叶，未出水时，为红白色有茸茸。取它的中心在地下白蒻部分，大如匕柄的，可以生食，味道甘脆。又可以用醋浸泡，味道如笋，大美。李时珍说：蒲丛生在水中，似莞而扁，有脊而柔，二、三月生出苗。采它的嫩根，煮过腌制一夜就可以食用。也可以炸着吃、蒸着吃及晒干磨粉做饼吃。八、九月收叶做成席，也可以作成扇，软滑而温。

药用部分

蒲蒻（又名蒲笋、蒲儿根）

[性味] 甘，平，无毒。

[主治] 主五脏心下邪气，口中烂臭，坚齿明目聪耳。久服轻身耐老（《神农本草经》）。去热燥、利小便（宁原）。生啖，止消渴（汪颖）。补中益气，和血脉《正要》。捣汁服，治妊妇劳热烦躁，胎动下血（李时珍引自《产乳》）。

蒲黄

[性味] 甘，平，无毒。

[主治] 主心腹膀胱寒热，利小便，止血，消瘀血。久服轻身益气力，延年神仙（《神农本草经》）。治痢血，鼻衄吐血，尿血泻血，利水道，通经脉，止女子崩中（甄权）。凉血活血，止心腹诸痛（李时珍）。

使用注意

孕妇慎用。

形态特征

多年沼泽生草本,根茎匍匐,有多数须根。叶扁平,线形,质稍厚而柔,下部鞘状。穗状花序圆柱形,雄花花被鳞片状或茸毛状,雌花花被茸毛状与小苞片等长,柱头线头圆柱形,小坚果无沟。

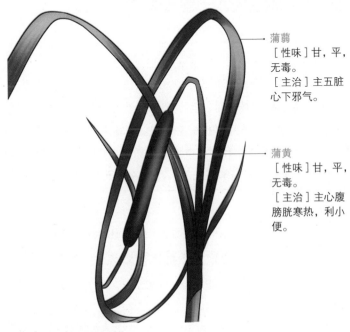

蒲蒻
[性味]甘,平,无毒。
[主治]主五脏心下邪气。

蒲黄
[性味]甘,平,无毒。
[主治]主心腹膀胱寒热,利小便。

* 成品选鉴 *

皱缩而卷曲,花瓣多散落。完整者花萼钟状,黄绿色;花瓣黄色或黄白色。体轻。气微,味微苦。

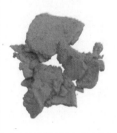

生境分布

生长于池、沼、浅水中。主产于浙江、江苏、安徽、湖北、山东等地。

实用妙方

重舌生疮:蒲黄末敷之。不过三上瘥。(《千金方》)

瘀血内漏:蒲黄末二两,每服方寸匕,水调下,服尽止。(《肘后方》)

肠痔出血:蒲黄末方寸匕,水服之,日三服。(《肘后方》)

脱肛不收:蒲黄和猪脂敷,日三、五度。(《子母秘录》)

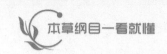

芳香清甜的止血药

槐花

《神农本草经·上品》　木部　凉血止血药

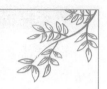

【功效】凉血止血，清肝泻火。

【释名】槐蕊（《名医别录》）。

【集解】李时珍说：槐树在季春五日时长得像兔子的眼睛，十日时长得像鼠的耳朵，十五天后就开始有槐树的样子了，三十天后叶子已经长成形。初生的嫩叶可以炸熟，用水淘洗后食用，也可以代替茶饮用。或者采槐子种在畦田中，采摘苗来食用最好。它的木材坚重，有青黄白黑多种颜色。它的花未开时，像米粒形状，炒过又经水煎呈黄色。它的果实成荚，荚中的黑子如连珠状。

药用部分

槐花

[性味] 苦，平，无毒。

[主治] 主五痔，心痛眼赤，杀腹脏虫，及皮肤风热，肠风泻血，赤白痢，并炒研服（《日华子本草》）。凉大肠（张元素）。炒香频嚼，治失音及喉痹，又疗吐血衄血，崩中漏下（李时珍）。

槐实

[性味] 苦，寒，无毒。

[主治] 主五内邪气热，止涎唾，补绝伤，火疮，妇人乳瘕，子藏急痛（《神农本草经》）。久服，明目益气，头不白，延年。治五痔瘘疮，以七月七日取之，捣汁铜器藏之，日煎令可，丸如鼠屎，纳窍中，日三易乃愈。又堕胎，（《名医别录》）。治大热难产（甄权）。治男子、女人阴疮湿痒。催生，吞七粒（《日华子本草》）。治口齿风，凉大肠，润肝燥（李杲）。

叶

[性味] 苦，平，无毒。

[主治] 煎汤，治小儿惊痫壮热，疥癣及丁肿。皮、茎同用（《日华子本草》）。

使用注意

脾胃虚寒及阴虚发热而无实火者慎用。

形态特征

　　落叶乔木,高可达25米。羽状复叶,互生,卵形至卵状披针形。圆锥花序顶生,花萼钟形,花冠乳白色,旗瓣阔心形,具短爪,稍向外反曲,有紫脉。荚果肉质,成连珠状,长25～6厘米,不裂。

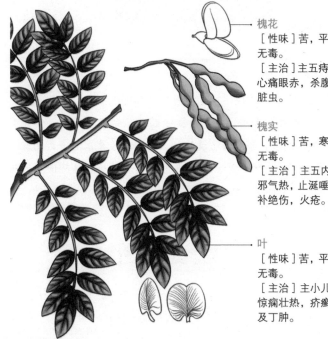

槐花
[性味]苦,平,无毒。
[主治]主五痔,心痛眼赤,杀腹脏虫。

槐实
[性味]苦,寒,无毒。
[主治]主五内邪气热,止涎唾,补绝伤,火疮。

叶
[性味]苦,平,无毒。
[主治]主小儿惊痫壮热,疥癣及丁肿。

生境分布

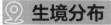

　　生长于向阳、疏松、肥沃、排水良好的地方。全国各地均产,以黄土高原和华北平原为多。

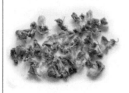

实用妙方

　　衄血不止:槐花、乌贼鱼骨等份,半生半炒研成末,吹之。(《普济方》)

　　吐血不止:槐花烧存性,入麝香少许研匀,糯米饮下三钱。(《普济方》)

　　咯血唾血:槐花炒研,每服三钱,糯米饮下。仰卧一时取效。(《朱氏方》)

　　妇人漏血(不止):槐花烧存性,研。每服二三钱,食前温酒下。(《圣惠方》)

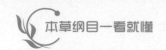

活血美容的中药名花
红花

| 《开宝本草》 | 草部 | 活血调经药 |

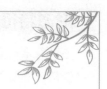

【功效】活血通经，散瘀止痛。

【释名】红蓝花《开宝本草》，黄蓝。

【集解】李时珍说：红花，二月、八月、十二月都可以播种，雨后布子，如种麻法。初生嫩叶、苗都可以食用。它的叶如小蓟叶。到五月开花，如大蓟花而红色。采花捣熟，用水淘洗，布袋绞去黄汁又捣碎，以酸粟米泔清再淘洗，又绞袋去汁，用青蒿覆盖一夜，晒干，或捏成薄饼，阴干。入药搓碎使用。五月收采子，淘净捣碎煎汁，入醋拌成蔬菜食用，极为肥美。又可为车脂及烛。

药用部分

花

[性味] 辛，温，无毒。

[主治] 主产后血晕口噤，腹内恶血不尽绞痛，胎死腹中，并酒煮服。亦主蛊毒《开宝本草》。多用破留血，少用养血（朱震亨）。活血润燥，止痛散肿，通经（李时珍）。

使用注意

孕妇忌用。有出血倾向者慎用。

实用妙方

六十二种风（张仲景治六十二种风，兼腹内血刺痛）：用红花一大两，分为四分，以酒一大升，煎盅半，顿服之。不止再服。（《图经本草》）

一切肿疾：红花熟捣取汁服，不过三服便瘥。（《外台秘要》）

喉痹壅塞不通者：红蓝花捣，绞取汁一小升服之，以治愈为止。如冬月无生花，似干者浸湿绞汁煎服，极验。（《广利方》）

产后血晕、心闷气绝：红花一两，研成末，分作两服，酒二盏，煎一盏，连服。或入小便尤妙。（《子母秘录》）

形态特征

一年生或二年生草本，高 30 ～ 90 厘米。叶互生，卵形或卵状披针形，头状花序顶生，总苞片多层，边缘具不等长锐齿，内面数层卵形，上部边缘有短刺；全为管状花，两性，花冠初时黄色，渐变为橘红色。瘦果白色，倒卵形，具四棱，无冠毛。

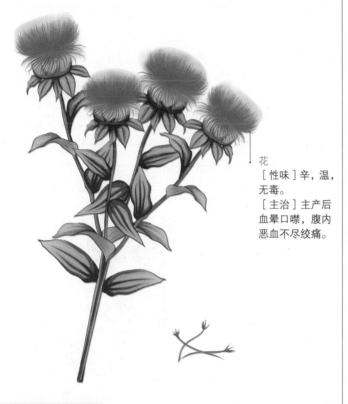

花
[性味]辛，温，无毒。
[主治]主产后血晕口噤，腹内恶血不尽绞痛。

* 成品选鉴 *

本品为不带子房的管状花，表面红黄色或红色。花冠筒细长，裂片呈狭条形，柱头长圆柱形，顶端微分权。质柔软。气微香，味微苦。

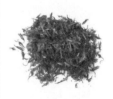

生境分布

生长于向阳、地热高燥、土层深厚、中等肥力、排水良好的砂质壤土。全国各地多有栽培，主产于河南、湖北、四川、云南、浙江等地。

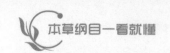

和气血，利筋脉

泽兰

《神农本草经·中品》　草部　活血调经药

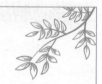

【功效】活血调经，祛瘀消痈，利水消肿。

【释名】虎兰（《神农本草经》），虎蒲（《名医别录》），孩儿菊、风药（《本草纲目》）。

【集解】《名医别录》说：泽兰生于汝南等地大的湖泽旁，在三月三日采收，阴干。陶弘景说：现在处处都有，多生长在潮湿的地方。叶微香，可以煎油及洗浴使用。人们多种植。

药用部分

叶

[性味] 苦，微温，无毒。

[主治] 主金疮，痈肿疮脓（《神农本草经》）。产后金疮内塞（《名医别录》）。产后腹痛，频产血气衰冷，成劳瘦羸，妇人血沥腰痛（甄权）。

使用注意

血虚及无瘀滞者慎用。

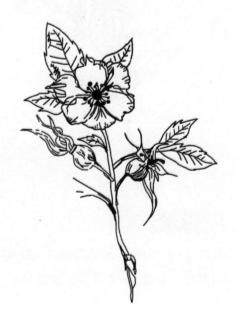

形态特征

为多年生草本，高60～170厘米。根茎横走，节上密生须根，叶交互相对，长圆状披针形，亮绿色。轮伞花序腋生，花小，具刺尖头；花冠白色，内面在喉部具白色短柔毛。小坚果倒卵圆状四边形，褐色。

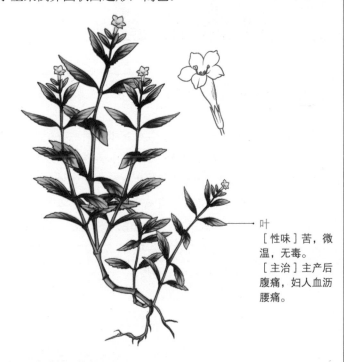

叶
[性味] 苦，微温，无毒。
[主治] 主产后腹痛，妇人血沥腰痛。

本品茎呈方柱形，表面黄绿色或带紫色，质脆，断面黄白色，髓部中空。叶对生，有短柄；叶片多皱缩，展平后呈披针形或长圆形。花簇生叶腋成轮状，花冠多脱落，苞片及花萼宿存，黄褐色。气微，味淡。

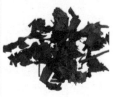

生境分布

生长于沼泽地、水边；野生，有栽培。全国大部分地区均产，主产于黑龙江、辽宁、浙江、湖北等地。

实用妙方

产后水肿，血虚浮肿：泽兰、防己等份，研成末。每服二钱，醋汤下。（《张文仲备急方》）

小儿褥疮：嚼泽兰心封之良。（《子母秘录》）

疮肿初起：泽兰捣封之良。（《集简方》）

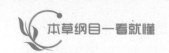

艾灸回阳理气治百病

艾

《名医别录·中品》　草部　温经止血药

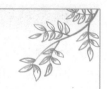

【功效】温经止血，散寒止痛，祛湿止痒。

【释名】冰台（《尔雅》），医草（《名医别录》），黄草（《埤雅》），艾蒿。

【集解】李时珍说：艾，多生长在平原地区。二月宿根重新生苗成丛，它的茎直立生长，为白色，高四五尺。叶向四面散开生长，形状如蒿，分为五尖，桠上也有小尖，面青背白，有茸毛柔软厚实。七八月叶间生出穗如车前穗，开细花，结果实累累盈枝，有细子，霜后开始枯萎。都在五月五日连茎割取，晒干收叶。宗懔《荆楚岁时记》记载：在五月五日鸡未鸣时，采集像人形的艾，收藏好以备灸病使用，非常灵验。当日采集的艾作为门神，悬挂在门上，可以避邪。它的茎晒干后，染麻油，点燃灸炷，可以滋润灸疮，不疼。

药用部分

叶

[性味] 苦，微温，无毒。

[主治] 主灸百病。可作煎，止吐血下痢，阴部生疮，妇人漏血，利阴气，生肌肉，辟风寒，使人有子。作煎勿令见风（《名医别录》）。捣汁服，止伤血，杀蛔虫（陶弘景）。主衄血下血，脓血痢，水煮及丸散任用（苏恭）。止崩血、肠痔血，搨金疮，止腹痛，安胎。苦酒作煎，治癣甚良。捣汁饮，治心腹一切冷气鬼气（甄权）。治带下，止霍乱转筋，痢后寒热（《日华子本草》）。治带脉为病，腹胀满，腰溶溶如坐水中（王好古）。温中逐冷除湿（李时珍）。

艾实

[性味] 苦、辛，热，无毒。

[主治] 明目（《药性论》）。壮阳，助水脏、（利水）腰、膝及暖子宫（《日华子本草》）。

使用注意

阴虚血热者慎用。

140

形态特征

多年生草本，高 45 ～ 120 厘米。单叶，互生，茎中部叶卵状三角形或椭圆形，有柄，羽状深裂，裂片边缘均具锯齿。头状花序排列成复总状，总苞卵形，密被灰白色丝状茸毛；筒状小花带红色，外层雌性花，内层两性花。瘦果长圆形、无冠毛。

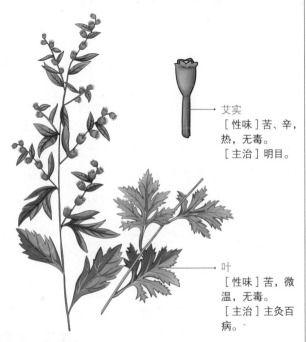

艾实
[性味] 苦、辛，热，无毒。
[主治] 明目。

叶
[性味] 苦，微温，无毒。
[主治] 主灸百病。

* 成品选鉴 *

本品多皱缩、破碎，有短柄。完整叶片展平后呈卵状椭圆形，羽状深裂，裂片椭圆状披针形，边缘有不规则的粗锯齿；上表面灰绿色或深黄绿色，有稀疏的柔毛及腺点；下表面密生灰白色绒毛。质柔软。气清香，味苦。

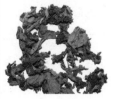

生境分布

生长于荒地、林缘，有栽培。全国大部分地区均产。以湖北蕲州产者为佳，称"蕲艾"。

实用妙方

伤寒时气（温疫头痛，壮热脉盛）以干艾叶三升，水一斗，煮一升，顿服取汗。（《肘后方》）

妊娠伤寒，壮热，赤斑变为黑斑，

溺血：用艾叶如鸡子大，酒三升，煮二升半，分为两服。（《伤寒类要》）

舌缩口噤：以生艾捣敷之。干艾浸湿亦可。（《圣济总录》）

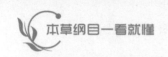

活血祛瘀的妇科第一药

益母草

《神农本草经·上品》　果部　活血调经药

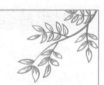

【功效】活血调经，利尿消肿，清热解毒。

【释名】 茺蔚、益明（《神农本草经》），猪麻、土质汗（《本草纲目》），苦低草（《本草图经》）。

【集解】 李时珍说：生长在靠近有水潮湿的地方。春初生出幼苗如嫩蒿，入夏长三、四尺，茎为方形如黄麻茎。它的叶如艾叶而叶背青，一梗三叶，叶有尖歧。每隔一寸多一节，节节生穗，丛簇抱茎。四、五月间，穗内开小花，为红紫色，也有微白色。每萼内有细子四粒，粒大小如茼蒿子，有三棱，为褐色。生时有臭气，夏至后便会枯萎，它的根为白色。茺蔚有白花、紫花两种，茎叶子都一样。但白色的能入气分，红色的能入血分。

药用部分

子

[性味] 辛、甘，微温，无毒。

[主治] 主明目益精，除水气，久服轻身（《神农本草经》）。疗血逆大热，头痛心烦（《名医别录》）。产后血胀（《日华子本草》）。春仁生食，补中益气，通血脉，填精髓，止咳润肺（吴瑞）。治风解热，顺气活血，养肝益心，安魂定魄，调女人经脉，崩中带下，产后胎前诸病。久服令人有子（李时珍）。

茎

[性味] 茎、叶：味辛、微苦。花：味微苦、甘。根：味甘。并无毒。

[主治] 主瘾疹痒，可做浴汤（《神农本草经》）。捣汁服，主浮肿，下水，消恶毒疔肿、乳痈丹游等毒，并敷之。又服汁，主子死腹中，及产后血胀闷。滴汁入耳中，主聤耳。捣敷蛇虺毒（苏恭）。入面药，令人光泽，治粉刺（陈藏器）。活血破血，调经解毒，治胎漏产难，胎衣不下，血运血风血痛，崩中漏下，尿血泻血，疳痢痔疾，打扑内损瘀血，大便小便不通（李时珍）。

形态特征

一年或两年生草本，有倒向糙伏毛。根生叶近圆形，具长柄。花序上的叶呈条形或条状披针形，全缘或具稀少牙齿；叶片两面被柔毛。轮伞花序腋生，花冠紫红湖泊淡紫红，花冠筒内有毛环，上下唇几等长。小坚果熟时黑褐色，三棱形。

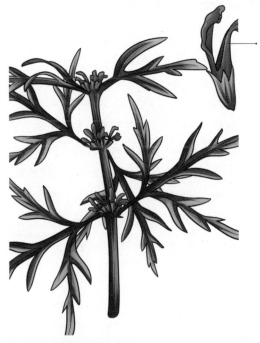

子
［性味］辛、甘，微温，无毒。
［主治］主明目益精，除水气，久服轻身。

茎
［性味］茎、叶：味辛、微苦。
［主治］活血破血，调经解毒，治胎漏产难。

＊成品选鉴＊

茎表面灰绿色或黄绿色；体轻，质韧，断面中部有髓。叶片灰绿色，多皱缩、破碎，易脱落。轮伞花序腋生，小花淡紫色，花萼筒状，花冠二唇形。

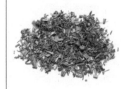

生境分布

生长于山野荒地、田埂、草地等。我国大部分地区均产，野生或栽培。

实用妙方

产后血闭，不下者：益母草汁一大盏，入酒一合，温服。（《圣惠方》）

带下赤白：益母草花开时采，捣研成末。每服二钱，食前温汤下。（《集验方》）

小便尿血：益母草捣汁，服一升立瘥。此苏澄方也。（《外台秘要》）

痔疾下血：益母草叶，捣汁饮之。（《食医心镜》）

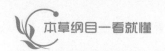

活血通经，下乳消肿

王不留行

《名医别录》　　草部　｜　活血调经药

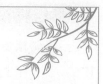

【功效】活血通经，下乳消肿，利尿通淋。

【释名】禁宫花、剪金花（《日华子本草》），金盏银台。

【集解】《名医别录》说：王不留行生于太山山谷，二月、八月采收。苏颂说：现在江浙及并河到处都有。苗茎俱青，高七八寸左右。根为黄色如荠根。叶尖如小匙头，也有似槐叶的。四月开花，黄紫叶，随茎而生，如菘子状，又似猪蓝花。五月采苗茎，晒干用。俗称剪金草。产于河北的，叶圆花红，与此有差别。李时珍说：多生长在麦地中。苗高的一二尺。三四月开小花，如铎铃状，为红白色。结果实如灯笼草子，壳有五棱，壳内包一实，大小如豆。果实内有细子，大小如菘子，生白熟黑，正圆如细珠可爱。

药用部分

苗、子

[性味] 苦，平，无毒。

[主治] 主金疮止血，逐痛出刺，除风痹内塞。止心烦鼻衄，痈疽恶疮瘘孔，妇人难产。久服轻身耐老增寿（《名医别录》）。治风毒，通血脉（甄权）。游风风疹，妇人血经不匀，发背（《日华子本草》）。下乳汁（张元素）。利小便，出竹木刺（李时珍）。

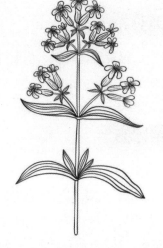

使用注意

孕妇慎用。

形态特征

　　一年或二年生草本，高 30 ～ 70 厘米，全株无毛。茎直立，节略膨大。叶对生，卵状椭圆形至卵状披针形，基部稍连合抱茎，无柄。聚伞花序顶生，花瓣粉红色，倒卵形，先端具不整齐小齿，基部具长爪。蒴果卵形，包于宿萼内，成熟后，先端十字开裂。

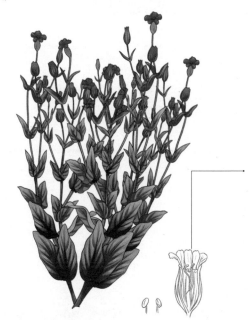

子
[性味]苦，平，无毒。
[主治]主金疮止血，逐痛出刺，除风痹内塞。

成品选鉴

　　本品呈球形，表面黑色，少数红棕色，略有光泽，有细密颗粒状突起，一侧有一凹陷的纵沟。质硬。胚乳白色，胚弯曲成环。气微，味微涩、苦。

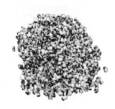

生境分布

　　生长于山地、路旁及田间。全国各地均产，主产于江苏、河北、山东、辽宁、黑龙江等地，以产于河北邢台者质优。多为野生，亦有栽培。

实用妙方

　　鼻衄不止：剪金花连茎叶阴干，浓煎汁温服，立效。（《指南方》）

　　粪后下血：王不留行末，水服一钱。（《圣济总录》）

　　妇人乳少，因气郁者：涌泉散，王不留行、穿山甲炮、龙骨、瞿麦穗、麦门冬等份，研成末。每服一钱，热酒调下，后食猪蹄羹，仍以木梳梳乳，一日三次。（《卫生宝鉴方》）

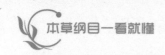

|治疗瘀痛诸证|

苏方木

| 《唐本草》 | 木部 | 活血疗伤药 |

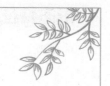

【功效】活血祛瘀，消肿止痛。

【释名】苏方（《肘后方》）。

【集解】李时珍说：按嵇含《南方草木状》记载：苏方树像槐树，黄花黑子，产于九真。煎汁忌铁器，则色黯。它的树上有蠹的粪名叫紫纳，也可使用。暹罗国人当作柴用。

药用部分

心材

[性味] 甘、咸，平。

[主治] 主破血。产后血胀闷欲死者，水煮五两，取浓汁服（《唐本草》）。虚劳血癖气壅滞，产后恶露不安，心腹绞痛，及经络不通，男女中风，口噤不语。并宜细研乳头香末方寸匕，以酒煎苏方木，调服。立吐恶物瘥《海药》。霍乱呕逆，及人常呕吐，用水煎服（陈藏器）。破疮痈死血，产后败血（李杲）。

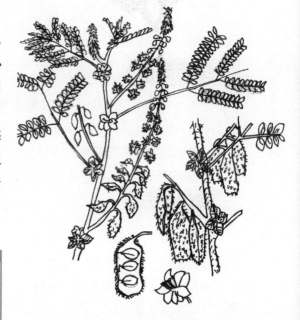

使用注意

月经过多和孕妇忌用。血虚无瘀滞者慎服。

形态特征

常绿小乔木，高可达5～10米。树干有小刺，小枝灰绿色，叶片长圆形，圆锥花序，顶生，花黄色，荚果长圆形，成熟后暗红色，具短茸毛，不开裂。花期5～6月，果期9～10月。

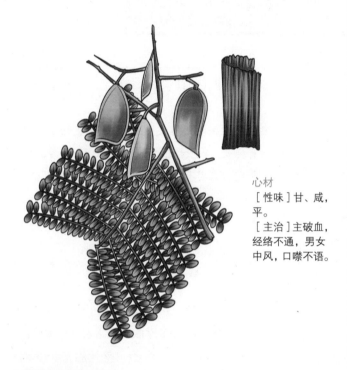

心材

[性味]甘、咸，平。

[主治]主破血，经络不通，男女中风，口噤不语。

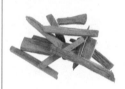

生境分布

生长于海拔200～1050米的山谷丛林中或栽培。主产于广西、广东、云南、台湾等地，以广西的产品为佳。

实用妙方

产后血晕：用苏方木三两，加水五升，煎取二升，分次服。

脚气肿痛：用苏方木、鹭鸶藤，等分锉细，加定粉少许，水煎，先熏后洗。

偏坠肿痛用苏方木二两、好酒一壶同煮，频频饮服。

刀伤指断：用苏方木末包敷，外层再用蚕茧裹牢。几天后断处即接合。

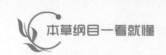

轻松赶走痛经的烦恼

丹参

《神农本草经·上品》　草部　活血调经药

【功效】活血祛瘀，通经止痛，清心除烦，凉血消痈。

【释名】赤参（《名医别录》），山参（《日华子本草》），木羊乳（《吴普本草》）。

【集解】《名医别录》说：丹参生长在桐柏川谷及太山，五月采根晒干使用。苏颂说：在陕西、河东州郡及随州都有生长。二月生出幼苗，高一尺多。茎方有棱，为青色。叶相对生长，如薄荷叶，有毛。三月至九月开红紫色花，成穗，似苏花。根为红色，大的如手指，长一尺多，一苗数根。李时珍说：山中处处都有。一枝五叶，叶如野苏而尖，青色皱毛。小花成穗如蛾形，中有细子。它的根皮为丹色而肉为紫色。

药用部分

根

[**性味**] 苦，微寒，无毒。

[**主治**] 主心腹邪气，肠鸣幽幽如走水，寒热积聚，破癥除瘕，止烦满，益气（《神农本草经》）。养血，去心腹痛疾结气，腰脊强脚痹，除风邪留热。久服利人（《名医别录》）。渍酒饮，疗风痹足软（陶弘景）。主中恶及百邪鬼魅，腹痛气作，声音鸣吼，能定精（甄权）。养神定志，通利关脉，治冷热劳，骨节疼痛，四肢不遂，头痛赤眼，热温狂闷，破宿血，生新血，安生胎，落死胎，止血崩带下，调妇人经脉不匀，血邪心烦，恶疮疥癣，瘿赘肿毒丹毒，排脓止痛，生肌长肉（《日华子本草》）。活血，通心包络，治疝痛（李时珍）。

使用注意

反藜芦。孕妇慎用。

形态特征

多年生草本，高 20～80 厘米，全株密被柔毛及腺毛，根细长、圆柱形，外皮砖红色。茎四棱形，多分枝。叶对生，有长柄，卵形或长卵形，顶生的较大，边缘有浅钝锯齿，上面稍皱缩，下面毛较密。总状轮伞花序顶生或腋生，花冠唇形，蓝紫色，上唇稍长，盔状镰形。

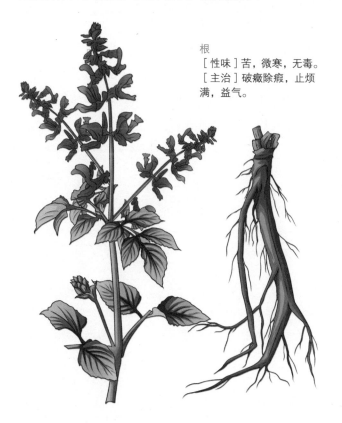

根
[性味] 苦，微寒，无毒。
[主治] 破癥除瘕，止烦满，益气。

生境分布

生长于气候温暖湿润、日照充足的地方。多为栽培，全国大部分地区均有。主产于四川、安徽、江苏、河南、山西等地。

＊成品选鉴＊

本品根茎短粗，表面棕红色或暗棕红色，粗糙，具纵皱纹。质硬而脆，断面疏松，有裂隙或略平整而致密，皮部棕红色，木部灰黄色或紫褐色，导管束黄白色，呈放射状排列。气微，味微苦涩。

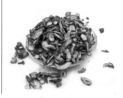

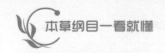 **实用妙方**

妇人经脉不调，或前或后，或多或少，产前胎不安，产后恶血不下，兼治冷热劳，腰脊痛，骨节烦疼：丹参散，用丹参洗净，切晒研成末。每服二钱，温酒调下。（《妇人明理方》）

落胎下血：丹参十二两，酒五升，煮取三升，温服一升，一日三服。亦可水煮。（《千金方》）

寒疝腹痛（小腹阴中相引痛，白汗出，欲死）：以丹参一两研成末。每服二钱，热酒调下。（《圣惠方》）

惊痫发热：丹参摩膏，用丹参、雷丸各半两，猪膏二两，同煎七上七下，滤去滓盛之。每以摩儿身上，日三次。（《千金方》）

热油火灼（除痛生肌）：丹参八两剉，以水微调，取羊脂二斤，煎三上三下，以涂疮上。（《肘后方》）

第八章
化痰止咳平喘药

　　化痰药是指能化痰或祛痰，以治疗痰证为主要作用的药物。止咳平喘药是指能减轻或制止咳嗽和喘息，以治疗咳喘证为主要作用的药物。根据药物的药性及其不同作用，可分为温化寒痰药、清化热痰药和止咳平喘药3类。

　　临床上主要用于治疗外感或内伤引起的痰饮阻肺、肺失宣降的痰多咳嗽气喘或引动肝风所致的眩晕、癫痫惊厥、中风痰迷以及痰阻经络所致的瘿瘤、瘰疬、麻木肿痛等病证。

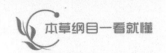
半夏

养胃健脾，化痰能力极佳

《神农本草经·下品》　草部　温化寒痰药

【功效】燥湿化痰，降逆止呕，消痞散结。

【释名】守田、水玉、和姑（《神农本草经》），地文（《名医别录》）。

【集解】《名医别录》说：半夏生长在槐里川谷。五月、八月采根，晒干。苏恭说：生长在平泽中的，名羊眼半夏，以圆白为胜。苏颂说：处处都有，以产自齐州的为佳。二月生苗一茎，茎端三叶，为浅绿色，颇似竹叶，而生长在江南的似芍药叶。根下相重，上大下小，皮黄肉白。五月、八月采根，用灰包裹二日，用汤洗净晒干。《蜀图经》说：五月采则虚小，八月采乃实大。生长在平泽间的很小，名叫羊眼半夏。由跋像半夏，但苗不同。

药用部分

根

[性味] 辛、平，有毒。

[主治] 主伤寒寒热，心下坚，胸胀咳逆，头眩，咽喉肿痛，肠鸣，下气止汗（《神农本草经》）。消心腹胸膈痰热满结。咳嗽上气，心下急痛坚痞，时气呕逆，消痈肿，疗萎黄，悦泽面目，堕胎（《名医别录》）。消痰，下肺气，开胃健脾，止呕吐，去胸中痰满。生者：摩痈肿，除瘤瘿气（甄权）。治吐食反胃，霍乱转筋，肠腹冷，痰疟（《日华子本草》）。治寒痰，及形寒饮冷伤肺而咳，消胸中痞，膈上痰，除胸寒，和胃气，燥脾湿，治痰厥头痛，消肿散结（张元素）。治眉棱骨痛（朱震亨）。补肝风虚（王好古）。除腹胀。目不得瞑，白浊梦遗带下（李时珍）。

使用注意

不宜与川乌、草乌、制川乌、制草乌、附子同用 生品内服宜慎。阴虚燥咳、血证、热痰、燥痰慎用。

形态特征

多年生小草本，高 15～30 厘米。块茎近球形，叶为三小叶的复叶，小叶椭圆形至披针形，中间小叶较大，两侧的较小，先端锐尖，基部楔形，全缘，两面光滑无毛。肉穗花序顶生，外具绿色佛焰苞。浆果卵状椭圆形，绿色。花期 5～7 月，果期 8～9 月。

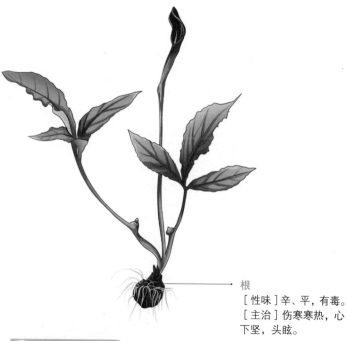

根
[性味]辛、平，有毒。
[主治]伤寒寒热，心下坚，头眩。

成品选鉴

本品呈类球形，有的稍偏斜，表面白色或浅黄色，顶端有凹陷的茎痕，周围密布麻点状根痕；下面钝圆，较光滑。质坚实，断面洁白，富粉性。气微，味辛辣、麻舌而刺喉。

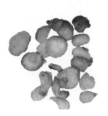

生境分布

生长于山坡、溪边阴湿的草丛中或林下。全国大部分地区均产。主产予四川、湖北、江苏、安徽等地。

实用妙方

上焦热痰（咳嗽）：制半夏一两，片黄芩末二钱，姜汁打糊丸绿豆大。每服七十丸，淡姜汤食后服。此周宪王亲制方也。（《袖珍方》）

肺热痰嗽：制半夏、栝楼仁各一两，研成末，姜汁打糊丸梧子大。每服二三十丸，白汤下。或以栝楼瓤煮熟丸。（《济生方》）

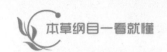
清除寒痰止呃逆

旋覆花

《神农本草经·下品》　草部　温化寒痰药

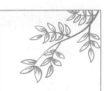

【功效】降气，消痰，行水，止呕。

【释名】金沸草（《神农本草经》），金钱花、滴滴金、夏菊（《本草纲目》），戴椹（《名医别录》）。

【集解】《名医别录》说：旋覆生于平泽川谷。五月采花，晒干，二十日制成。苏颂说：处处都有。二月以后生苗，多生长在靠近水的地方，大小似红蓝而无刺，长一、二尺左右，叶似柳，茎细。六月开花如菊花，小铜钱一样大小，为深黄色。上党人们称为金钱花，七、八月采花。李时珍说：花形状如金钱菊，水泽边生长的，花小瓣单一；人工栽种的，花大蕊簇，是因为土壤贫瘠的缘故。它的根细白。

药用部分

花

[性味]咸，温，有小毒。

[主治]主结气胁下满，惊悸，除水，去五脏间寒热，补中下气（《神农本草经》）。消胸上痰结，唾胶漆，心胸痰水，膀胱留饮，风气湿痹，皮间死肉，利大肠，通血脉，益色泽（《名医别录》）。主水肿，逐大腹，开胃，止呕逆不下食（甄权）。行痰水，去头目风（寇宗奭）。消坚软痞，治噫气（王好古）。

叶

[主治]主敷金疮，止血（《日华子本草》）。治疗疮肿毒（李时珍）。

根

[主治]主风湿（《名医别录》）。

使用注意

阴虚劳嗽，津伤燥咳者忌用。

形态特征

多年生草本，高30～60厘米。茎直立，至上部始有分支，被白色绵毛。基生叶花后凋落，中部叶互生，长卵状披针形或披针形，先端渐尖，基部稍有耳半抱茎，全缘或有微齿，背面被疏伏毛和腺点；上部叶渐小，狭披针形。头状花序，总苞半球形，花黄色。瘦果长椭圆形，灰白色。

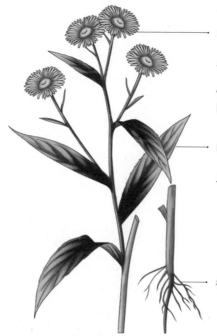

花
[性味]咸，温，有小毒。
[主治]结气胁下满，惊悸，除水，去五脏间寒热，补中下气。

叶
[主治]主敷金疮，止血。

根
[主治]风湿。

成品选鉴

本品呈扁球形或类球形，总苞由多数苞片组成。呈覆瓦状排列，苞片披针形或条形，灰黄色；总苞基部有时残留花梗，苞片及花梗表面被白色茸毛，舌状花黄色，多卷曲，常脱落；管状花多数，棕黄色。体轻，易散碎。气微，味微苦。

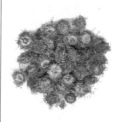

生境分布

生长于山坡路旁、湿润草地、河岸和田埂上。主产于东北、华北、华东、华中及广西等地。

实用妙方

中风壅滞： 旋覆花，洗净焙研，炼蜜丸梧子大。夜卧以茶汤下五丸至七丸、十丸。（《经验方》）

月蚀耳疮： 旋覆花烧研，羊脂和涂之。（《集简方》）

小儿眉癣，小儿眉毛眼睫，因癣退不生： 用野油花即旋覆花、赤箭即天麻苗、防风等份，研成末。洗净，以油调涂之。（《总微论》）

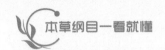

止咳平喘，寒证热证都适用

白前

《名医别录·中品》 | 草部 | 温化寒痰药

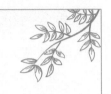

【功效】降气，消痰，止咳。

【释名】石蓝（《唐本草》），嗽药（《唐本草》）。

【集解】陶弘景说：白前生长在道路两旁，根似细辛而稍大，白色容易折断，气嗽方多使用。

药用部分

根

[性味] 甘，微温，无毒。

[主治] 主胸胁逆气，咳嗽上气，呼吸欲绝（《名医别录》）。主一切气，肺气烦闷，奔豚肾气（《日华子本草》）。降气下痰（李时珍）。

使用注意

咳喘属气虚不归元者，不宜应用。

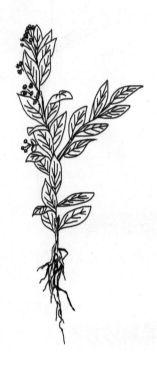

形态特征

多年生草本，高 30 ～ 60 厘米，根茎匍匐，茎直立，下部木质化。单叶对生，具短柄，聚伞花序腋生，花萼绿色，裂片卵状披针形。蓇葖果角状，种子多数，顶端具白色细绒毛。

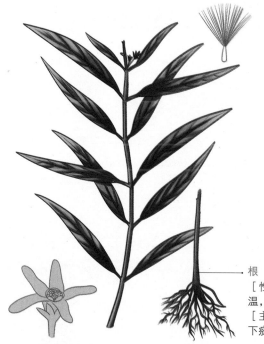

根
[性味]甘，微温，无毒。
[主治]主降气下痰。

根茎呈细长圆柱形，有分枝，表面黄白色或黄棕色，节明显，顶端有残茎。质脆，断面中空。节处簇生纤细弯曲的根，有多次分枝呈毛须状，常盘曲成团。气微，味微甜。

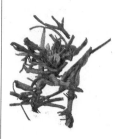

生境分布

生长于山谷中阴湿处、江边沙碛之上或溪滩。主产于浙江、安徽、江苏、福建、湖北、江西、湖南等地。

实用妙方

久嗽唾血：白前、桔梗、桑白皮（炒）三两，甘草（炙）一两，水六升，煮一升，分三服。忌猪肉、菘菜。（《外台秘要》）

久患暇呷（咳嗽，喉中作声，不得眠）：取白前（焙）捣研成末，每温酒服二钱。（《深师方》）

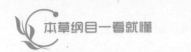

祛风痰，除湿毒

皂荚

《神农本草经·中品》　木部　温化寒痰药

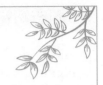

【功效】祛顽痰，通窍开闭，祛风杀虫。

【释名】皂角、鸡栖子、乌犀（《本草纲目》），悬刀。

【集解】李时珍说：皂树高大。叶像槐叶，瘦长而尖。枝间多刺。夏季开细黄花。

药用部分

皂荚

[性味]辛、咸，温，有小毒。

[主治]主风痹死肌邪气，风头泪出，利九窍，杀精物（《神农本草经》）。疗腹胀满，消谷，除咳嗽囊结，妇人胞不落，明目益精。可为沐药，不入汤（《名医别录》）。通肺及大肠气，治咽喉痹塞，痰气喘咳。风疠疥癣（李时珍）。

使用注意

　　辛散走窜之性强，非顽疾证实体壮者慎用。孕妇、气虚阴亏及有出血倾向者忌用。

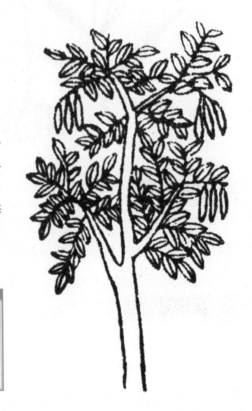

形态特征

皂荚落叶乔木，高达 15～30 米，树干皮灰黑色，一回偶数羽状复叶，杂性花，腋生，总状花序，花黄白色。荚果平直肥厚，不扭曲，熟时黑色，被霜粉。花期 5～6 月，果期 9～10 月。

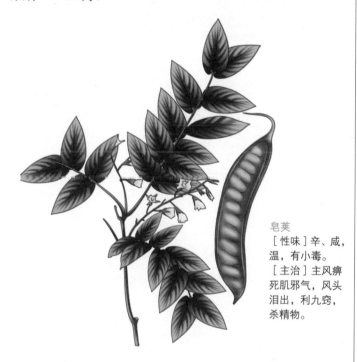

皂荚
[性味]辛、咸，温，有小毒。
[主治]主风痹死肌邪气，风头泪出，利九窍，杀精物。

* 成品选鉴 *

呈长条形而扁，表面不平，红褐色或紫红色，被灰白色粉霜。质坚硬，摇之有声。气味辛辣，嗅其粉末则打喷嚏。以肥厚、饱满、质坚者为佳。

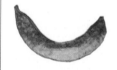

生境分布

生长于村边，路旁，向阳温暖的地方。主产于四川、河北、陕西、河南等地。

实用妙方

一切痰气：皂荚（烧存性）、萝卜子（炒）等份，姜汁入炼蜜丸梧子大。每服五、七十丸，白汤下。（《简便方》）

咳逆上气（唾浊不得卧）：用皂荚（炙），去皮、子，研末，蜜丸梧子大。每服一丸，枣膏汤下，日三、夜一服。（张仲景方）

卒寒咳嗽：皂荚烧研，豉汤服二钱。（《千金方》）

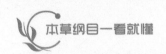

止咳消痰的药中之宝

贝母

《神农本草经·中品》　草部　清热化痰药

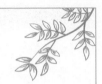

【功效】清热润肺，化痰止咳，散结消痈。

【释名】勤母、苦菜、苦花、空草（《名医别录》），药实。

【集解】《名医别录》说：贝母生长在晋地，十月采根晒干使用。苏颂说：在河中、江陵府、郢、寿、随、郑、蔡、润、滁州等地都有。二月生出幼苗，茎细，为青色。叶也为青色，似荞麦叶，随苗生长。七月开碧绿色花，形状如鼓子花。八月采根，根有瓣子，为黄白色，如聚贝子。

药用部分

根

[性味] 辛，平，无毒。

[主治] 主伤寒烦热，淋沥邪气疝瘕，喉痹乳难，金疮风痉（《神农本草经》）。疗腹中结实，心下满，洗洗恶风寒，目眩项直，咳嗽上气，止烦热渴，出汗，安五脏，利骨髓（《名医别录》）。服之不饥断谷（陶弘景）。消痰，润心肺。末和砂糖丸含，止嗽。烧灰油调，敷人畜恶疮，敛疮口（《日华子本草》）。主胸胁逆气，时疾黄疸。研末点目，去肤翳。以七枚作末酒服，治产难及胞衣不出。与连翘同服，主项下瘤瘿疾（甄权）。

使用注意

不宜与川乌、制川乌、草乌、制草乌、附子同用。脾胃虚寒及有湿痰者不宜用。

形态特征

多年生草本，鳞茎圆锥形，茎直立，高15～40厘米。叶常对生，少数在中部间有散生或轮生，披针形至线形，先端稍卷曲或不卷曲。花单生茎顶，花被通常紫色，较少绿黄色，具紫色斑点或小方格，蜜腺窝在北面明显凸出。

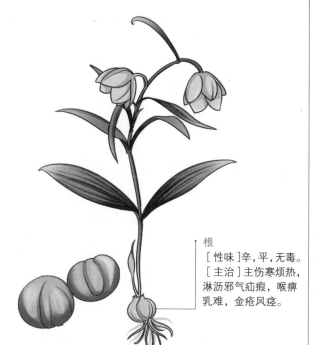

根
[性味]辛，平，无毒。
[主治]主伤寒烦热，淋沥邪气疝瘕，喉痹乳难，金疮风痉。

生境分布

生长于高寒地区、土壤比较湿润的向阳山坡。主产于四川、云南、甘肃等地。

* 成品选鉴 *

呈类圆锥形或近球形，表面类白色。顶端较尖，中间微凹入，光滑。质硬而脆，断面白色，粉性。气微，味微苦。

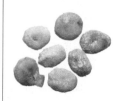

实用妙方

忧郁不伸（胸膈不宽）：贝母去心，姜汁炒研，姜汁面糊丸。每服七十九。（《集效方》）

孕妇咳嗽：贝母去心，麸炒黄研成末，砂糖拌丸芡子大。每含咽一丸，神效。（《救急易方》）

衄血不止：贝母（炮）研末，浆水服二钱，良久再服。（《普济方》）

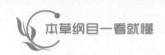

降气散风邪，化痰通五脏

前胡

《名医别录·中品》　　草部　　清热化痰药

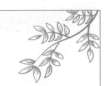

【功效】降气化痰，散风清热。

【释名】李时珍说：按孙恤《唐韵》作湔胡，名义未解。

【集解】《名医别录》说：前胡在二月、八月采根晒干使用。陶弘景说：道路两旁都有，生长在潮湿的地方，产自吴兴的为胜。根似柴胡而柔软。苏颂说：在陕西、梁汉、江淮、荆襄州郡及相州、孟州等地都有生长。春季生出青白色苗，似斜蒿。初出时有白芽，长三四寸，味香美，又似芸蒿。七月内开白花，与葱花相似。八月结果实。根为青紫色。与柴胡相似，但柴胡为红色而脆，前胡为黄色而柔软。李时珍说：前胡种类很多，只以苗高一二尺，色似斜蒿，叶如野菊而细瘦，嫩时可以食用，秋季开白花，类蛇床子花，根皮黑肉白，有香气的前胡为真。大抵北方地区生长的为胜，所以方书中说北前胡。

药用部分

根

[性味] 苦，微寒，无毒。

[主治] 主痰满，胸胁中痞，心腹结气，风头痛，祛痰，下气，治伤寒寒热，推陈致新，明目益精（《名医别录》）。能去热实，及时气内外俱热，单煮服之（甄权）。治一切气，破癥结，开胃下食，通五脏，主霍乱转筋，骨节烦闷，反胃呕逆，气喘咳嗽，安胎，小儿一切疳气（《日华子本草》）。清肺热，化痰热，散风邪（李时珍）。

使用注意

阴虚气弱咳嗽者慎服。

形态特征

为多年生草本，高 30 ～ 120 厘米。主根粗壮，根圆锥形。茎直立，上部呈杈状分枝。叶羽状分裂，最终裂片菱状倒卵形，有圆锯齿，茎生叶较小，有短柄。复伞形花序，无总苞片，花瓣白色。双悬果椭圆形或卵圆形，光滑无毛，背棱和中棱线状，侧棱有窄翅。

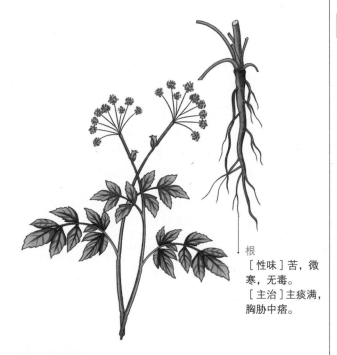

根

[性味] 苦，微寒，无毒。
[主治] 主痰满，胸胁中痞。

本品呈不规则的圆柱形、圆锥形或纺锤形，表面黑褐色或灰黄色，质较柔软，干者质硬，可折断，断面不整齐，淡黄白色，皮部散有多数棕黄色油点。气芳香，味微苦、辛。

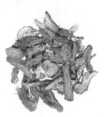

生境分布

生长于向阳山坡草丛中。前者主产于浙江、河南、湖南、四川等地；后者主产于江西、安徽、湖南、浙江等地。

实用妙方

肺热咳嗽，痰壅，气喘不安：前胡一两半，贝母、白前各一两；麦冬一两半，枳壳（麸炒）一两，芍药、麻黄各一两半，大黄（蒸）一两。上八味，细切，如麻豆。每服三钱匕，以水一盏，煎取七分，去滓，食后温服，日二。（《圣济总录》前胡饮）

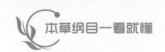

餐桌上的宣肺祛痰药

桔梗

《神农本草经·下品》　草部　清热化痰药

【功效】宣肺，利咽，祛痰，排脓。

【释名】 白药、梗草（《名医别录》），荠苨（《神农本草经》）。

【集解】 陶弘景说：处处都有生长，二三月生出幼苗，可以煮着吃。桔梗治疗蛊毒很有效，俗方使用，名为荠苨。现在又另一种荠苨，能解药毒，可以冒充人参，叶很相似。但荠苨叶下光明滑泽无毛，叶生又不如人参相对。苏恭说：荠苨、桔梗，叶有差互的，也有叶三四对生的，都是一茎直立生长，叶既相乱，只有用根的心区别。苏颂说：桔梗，现在处处都有生长。根如手指大，为黄白色。春季生苗，茎高一尺多。叶似杏叶而长椭，四叶相对而生，嫩时也可煮着吃。夏季开小花为紫碧色，颇似牵牛花，秋后结子。八月采根，它的根有心，假如没有心的就是荠苨。关中所产的桔梗，根黄，似蜀葵根。茎细，为青色。叶小，为青色，似菊叶。

药用部分

根

[**性味**] 辛，微温，有小毒。

[**主治**] 主胸胁痛如刀刺，腹满肠鸣幽幽，惊恐悸气（《神农本草经》）。利五脏肠胃，补血气，除寒热风痹，温中消谷，疗喉咽痛，下蛊毒（《名医别录》）。治下痢，破血积气，消聚痰涎，去肺热气促嗽逆，除腹中冷痛，主中恶及小儿惊痫（甄权）。下一切气，止霍乱转筋，心腹胀痛，补五劳，养气，除邪辟温，破癥瘕肺痈，养血排脓，补内漏及喉痹（《日华子本草》）。利窍，除肺部风热，清利头目咽嗌，胸膈滞气及痛，除鼻塞（张元素）。治寒呕（李杲）。主口舌生疮，赤目肿痛（李时珍）。

使用注意

本品性升散，凡气机上逆，呕吐、呛咳、眩晕、阴虚火旺咳血等不宜用，胃、十二指肠溃疡者慎服。用量过大易致恶心呕吐。

形态特征

　　多年生草本，体内有白色乳汁，全株光滑无毛。根粗大，圆锥形或有分杈，外皮黄褐色。茎直立，有分枝。叶多为互生，少数对生，叶片长卵形，边缘有锯齿。单生于茎顶或数朵成疏生的总状花序，花冠钟形，蓝紫色或蓝白色。蒴果卵形，熟时顶端开裂。

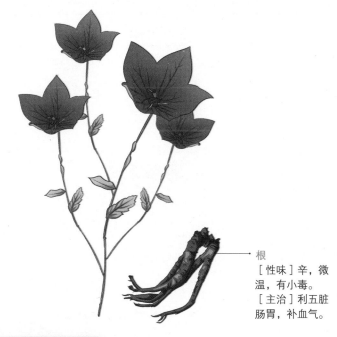

根
[性味]辛，微温，有小毒。
[主治]利五脏肠胃，补血气。

* 成品选鉴 *

　　本品呈圆柱形或略呈纺锤形，表面白色或淡黄白色，不去外皮者表面黄棕色至灰棕色。具质脆，断面不平坦，形成层环棕色，皮部类白色，有裂隙，木部淡黄白色。气微，味微甜后苦。

生境分布

　　适宜在土层深厚、排水良好、土质疏松而含腐殖质的砂质壤土上栽培。全国大部分地区均有。以东北、华北地区产量较大，华东地区质量较优。

实用妙方

　　胸满不痛：桔梗、枳壳等份，水二盅，煎一盅，温服。（《南阳活人书》）

　　喉痹毒气：桔梗二两，水三升，煎一升，顿服。（《千金方》）

　　少阴咽痛（少阴证，二三日咽痛者，可与甘草汤；不瘥者，与桔梗汤主之）：桔梗一两，甘草二两，水三升，煮一升，分服。（张仲景《伤寒论》）

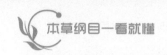

久咳不愈用款冬

款冬花

《神农本草经·中品》　草部　止咳平喘药

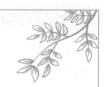

【功效】润肺下气，止咳化痰。

【释名】款冻（郭璞），颗冻（《尔雅》），氐冬（《名医别录》）。

【集解】《名医别录》说：款冬生长在常山山谷及上党水旁，十一月采花阴干。

形态特征

多年生草木，高 10 ～ 25 厘米。叶基生，具长柄，叶片圆心形。花冬季先叶开放，头状花序单一顶生，黄色，外具多数被茸毛的总苞片，边缘具多层舌状花，雌性，中央管状花两性。

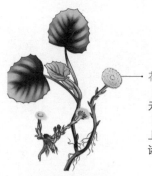

花
[性味]辛，温，无毒。
[主治]主咳逆上气善喘，喉痹，诸惊痫寒热邪气。

生境分布

栽培或野生于河边、沙地。栽培与野生均有。主产于河南、甘肃、山西、陕西等地。

药用部分

花

[性味]辛，温，无毒。

[主治]主咳逆上气善喘，喉痹，诸惊痫寒热邪气（《神农本草经》）。消渴，喘息呼吸（《名医别录》）。疗肺气心促急，热劳咳，连连不绝，涕唾稠黏，肺痿肺痈，吐脓血（甄权）。润心肺，益五脏，除烦消痰，洗肝明目，及中风等疾（《日华子本草》）。

成品选鉴

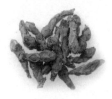

呈长圆棒状。外被紫红色或淡红色鱼鳞状苞片，内表面密被白色絮状茸毛。气香，味微苦而辛。

第九章

补虚健体药

　　补虚药是指能人体气血阴阳不足，纠正人体气血阴阳虚衰的病理偏向，以提高抗病能力，治疗虚证为主的药物。

　　临床上可用于人体正气虚弱、精微物质亏耗引起的精神萎靡、体倦乏力、面色淡白或萎黄、心悸气短、脉象虚弱等。根据其功效和主要适应证的不同，可分为补气药、补阳药、补血药、补阴药四类，分别主治气虚证、阳虚证、血虚证和阴虚证。

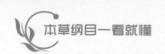
大补元气的"百草之王"

人参

《神农本草经·上品》　草部　补气药

【功效】大补元气，复脉固脱，补脾益肺，生津养血，安神益智。

【释名】血参、神草（《名医别录》），人衔（《神农本草经》），地精（《广雅》）。

【集解】李时珍说：现在所使用的人参都是辽参。其中高丽、百济、新罗三国，都属于朝鲜。但人参依然被运到中国来卖。也可以采收子，在十月播种，如种菜一样。秋冬季节采收的坚实，春夏季节采收的虚软。辽参连皮的颜色黄润如防风，去皮的坚白如粉。沙参体虚无心而味淡，荠苨体虚而无心，桔梗体坚有心而味苦。人参体实有心而味甘，微带苦，有余味，俗名金井玉阑。似人形的，称为孩儿参。

药用部分

根

[性味] 甘，微寒，无毒。

[主治] 补五脏，安精神，定魂魄，止惊悸，除邪气，明目开心益智。久服轻身延年（《神农本草经》）。疗肠胃中冷，心腹鼓痛，胸胁逆满，霍乱吐逆，调中，止消渴，通血脉，破坚积，令人不忘（《名医别录》）。主五劳七伤，虚损痰弱，止呕哕，补五脏六腑，保中守神。消胸中痰，治肺痿及痫疾，冷气逆上，伤寒不下食，凡虚而多梦纷纭者加之（甄权）。治肺胃阳气不足，肺气虚促，短气少气，补中缓中，泻心肺脾胃中火邪，止渴生津液（张元素）。治男妇一切虚证，发热自汗，眩晕头痛，反胃吐食，疟疾，滑泻久痢，小便频数淋沥，劳倦内伤，中风中暑，痿痹，吐血嗽血下血，血淋血崩，胎前产后诸病（李时珍）。

使用注意

不宜与藜芦同用。实证、热证而正气不虚者忌服。畏五灵脂，萝卜。服人参时不宜喝茶、食萝卜，以免影响药力。

形态特征

多年生草本，茎单生，直立，高 40～60 厘米。叶为掌状复叶，卵形或椭圆形，边缘有细尖锯齿，上面沿中脉疏被刚毛。伞形花序顶生，花瓣淡黄绿色。浆果状核果扁球形或肾形，成熟时鲜红色，扁圆形，黄白色。

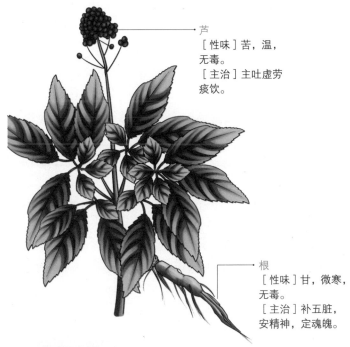

芦
[性味]苦，温，无毒。
[主治]主吐虚劳痰饮。

根
[性味]甘，微寒，无毒。
[主治]补五脏，安精神，定魂魄。

* 成品选鉴 *

主根呈纺锤形或圆柱形，表面灰黄色，上部或全体有疏浅断续的粗横纹及明显的纵皱，下部有支根 2～3 条，并着生多数细长的须根，质较硬，香气特异，味微苦、甘。

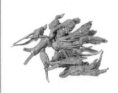

生境分布

生长于昼夜温差小的海拔 500～1100 米山地缓坡或斜坡地的针阔混交林或杂木林中。主产于吉林、辽宁、黑龙江。

实用妙方

胃寒气满（不能传化，易饥不能食）：人参末二钱，生附子末半钱，生姜二钱，水七合，煎二合，鸡子清一枚，打转空腹服之。（《圣济总录》）

筋骨风痛：人参四两，酒浸三日，晒干，土茯苓一斤，山慈菇一两，研成末，炼蜜丸梧子大。每服一百丸，食前米汤下。（《经验方》）

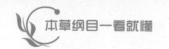
补气圣药

黄芪

《神农本草经·上品》　草部　补气药

【功效】补气升阳，固表止汗，利水消肿，敛疮生肌。

【释名】黄者、戴糁（《神农本草经》），戴椹、芰草（《名医别录》），王孙《药性论》。

【集解】《名医别录》说：黄者生于蜀郡山谷、白水、汉中，二月、十月采集，阴干使用。李时珍说：黄芪叶似槐叶而微尖小，又似蒺藜叶而微阔大，为青白色。开黄紫花，大如槐花。结小尖角，长一寸多。根长二三尺，以紧实如箭杆的为良。嫩苗也可以食用。子在十月播种，如种菜一样。

药用部分

根

[性味] 甘，微温，无毒（《神农本草经》）。

[主治] 主痈疽久败疮，排脓止痛，大风癞疾，五痔鼠瘘，补虚，小儿百病（《神农本草经》）。妇人子脏风邪气，逐五脏间恶血，补男子虚损，五劳羸瘦，止渴，腹痛泻痢，益气，利阴气（《名医别录》）。主虚喘，肾衰耳聋，疗寒热，治发背，内补托毒（甄权）。治虚劳自汗，补肺气，泻肺火心火，实皮毛，益胃气，去肌热及诸经之痛（张元素）。主太阴疟疾，阳维为病苦寒热，督脉为病逆气里急（王好古）。

茎叶

[主治] 疗渴及筋挛、痈肿疽疮（《名医别录》）。

使用注意

　　疮疡初起，表实邪盛及阴虚阳亢等证，不宜用。

形态特征

多年生草本。茎直立，上部有分枝。奇数羽状复叶互生，小叶片广椭圆形或椭圆形，下面被柔毛。总状花序腋生，花萼钟状，密被短柔毛，花冠黄色。荚果膜质，半卵圆形，无毛。花期6～7月，果期7～9月。

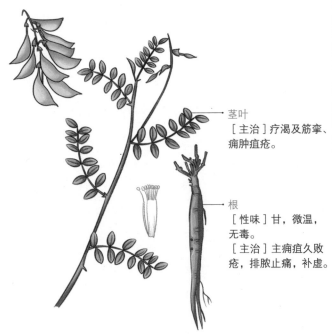

茎叶
[主治]疗渴及筋挛、痈肿疽疮。

根
[性味]甘，微温，无毒。
[主治]主痈疽久败疮，排脓止痛，补虚。

* 成品选鉴 *

本品呈圆柱形，有的有分枝，上端较粗，表面淡棕黄色或淡棕褐色，有不整齐的纵皱纹或纵沟。质硬而韧，不易折断，断面纤维性强，并显粉性。气微，味微甜，嚼之微有豆腥味。

生境分布

生长于土层深厚、土质疏松、肥沃、排水良好、向阳高燥的中性或微酸性砂质壤土，平地或向阳的山坡均可种植。主产于内蒙古、山西、黑龙江等地。

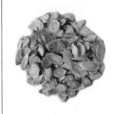

实用妙方

气虚白浊：黄芪（盐炒）半两，茯苓一两，研成末。每服一钱，白汤下。（《经验良方》）

肠风泻血：黄芪、黄连等份，研成末，面糊丸绿豆大。每服三十丸，米饮下，孙用和。（《秘宝方》）

阴汗湿痒：绵黄芪，酒炒研成末，以熟猪心点吃妙。（《济急方》）

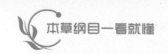

解百毒、调重药的"药中之王"

甘草

《神农本草经·上品》　　草部　　补气药

【功效】补脾益气，清热解毒，祛痰止咳，缓急止痛，调和诸药。

【释名】蜜甘、蜜草、美草、国老（《名医别录》），灵通《记事珠》。

【集解】李时珍说：现在人们只以大径寸而结紧断纹的为佳，称为粉草。其轻虚细小的，都不及。

药用部分

根

[性味] 甘，平，无毒。

[主治] 主五脏六腑寒热邪气，坚筋骨，长肌肉，倍气力，生肌，解毒。久服轻身延年（《神农本草经》）。温中下气，烦满短气，伤脏咳嗽，止渴，通经脉，利血气，解百药毒，为九土之精，安和七十二种石，一千二百种草（《名医别录》）。主腹中冷痛，治惊痫，除腹胀满，补益五脏，肾气内伤，令人阴不痿，主妇人血沥腰痛，凡虚而多热者加用之（甄权）。安魂定魄，补五劳七伤，一切虚损，惊悸烦闷健忘，通九窍，利百脉，益精养气，壮筋骨（《日华子本草》）。生用泻火热，熟用散表寒，去咽痛，除邪热，缓正气，养阴血，补脾胃，润肺（李杲）。解小儿胎毒惊痫，降火止痛（李时珍）。

梢

[主治] 生用治胸中积热，去茎中痛，加酒煮延胡索、苦楝子尤妙（张元素）。

头

[主治] 生用能行足厥阴、阳明二经污浊之血，消肿解毒（朱震亨）。主痈肿，宜入吐药（李时珍）。

使用注意

不宜与芫花、京大戟、海藻、甘遂同用。本品有助湿壅气之弊，湿盛胀满、水肿者不宜用。

形态特征

甘草为多年生草本植物，高 30 ～ 80 厘米，根茎多横走，主根甚粗大，外皮红棕色或暗棕色。茎直立，有白色短毛和刺毛状腺体。叶互生，卵状椭圆形，全缘，两面被短毛及腺体。总状花序腋生，花冠蝶形，紫红色或蓝紫色。荚果扁平，呈镰刀形或环状弯曲，外面密被刺状腺毛，种子扁卵圆形，褐色。

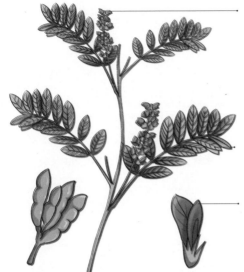

梢
[主治] 生用治胸中积热，去茎中痛。

根
[性味] 甘，平，无毒。
[主治] 坚筋骨，长肌肉，倍气力，生肌，解毒。

头
[主治] 主痈肿。

生境分布

生长于干旱、半干旱的荒漠草原、沙漠边缘和黄土丘陵地带。主产于内蒙古、新疆、甘肃等地。

* 成品选鉴 *

根呈圆柱形，外皮松紧不一，表面红棕色或灰棕色，具显著的纵皱纹、沟纹、皮孔及稀疏的细根痕。质坚实，断面略显纤维性，黄白色，粉性。气微，味甜而特殊。

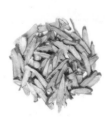

实用妙方

伤寒咽痛：少阴证，甘草汤主之。用甘草二两（蜜水炙），水二升，煮一升半，服五合，日两服。（张仲景《伤寒论》）

肺痿多涎（肺痿吐涎沫，头眩，小便数而不咳者，肺中冷也）：甘草干姜汤温之，甘草（炙）四两，干姜（炮）二两，水三升，煮一升五合，分服。（张仲景《金匮要略》）

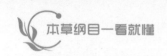

通治全身疾病的补血圣药

当归

《神农本草经·中品》　草部　补气药

【功效】补血活血，调经止痛，润肠通便。

【释名】乾归（《神农本草经》），山蕲、白蕲（《尔雅》），文无（《本草纲目》）。

【集解】《名医别录》说：当归产于陇西川谷，二月、八月采根阴干。陶弘景说：产自陇西、四阳黑水的当归，多肉少枝气香，名叫马尾当归。产自西川北部的当归，多根枝而细。历阳所产的当归，颜色白而气味薄，不相似，称为草当归。李时珍说：在陕、蜀、秦州、汶州等地人们多栽种。以秦归头圆，尾多为紫色，气香，肥润的，名马尾归，最胜；头大，尾粗，颜色白且坚硬枯萎的，为头归，只适宜用在发散药中。

药用部分

根

[性味] 苦，温，无毒。

[主治] 主咳逆上气，温疟寒热，妇人漏下绝子，诸恶疮疡金疮，煮汁饮之。（《神农本草经》）。温中止痛，除客血内塞，中风痉汗不出，湿痹中恶，客气虚冷，补五脏，生肌肉（《名医别录》）。止呕逆，虚劳寒热，下痢腹痛齿痛，女人沥血腰痛，崩中，补诸不足（甄权）。治一切风，一切气，补一切劳，破恶血，养新血，及癥癖，肠胃冷（《日华子本草》）。治头痛，心腹诸痛，润肠胃筋骨皮肤，治痈疽，排脓止痛，和血补血（李时珍）。主痿癖嗜卧，足下热而痛。冲脉为病，气逆里急。带脉为病，腹痛，腰溶溶如坐水中（王好古）。

使用注意

湿盛中满、大便泄泻者忌服。

形态特征

多年生草本，茎带紫色，有纵直槽纹。叶为二至三回奇数羽状复叶，叶柄基部膨大呈鞘，叶片卵形，小叶片呈卵形或卵状披针形。复伞形花序顶生，无总苞或有2片。双悬果椭圆形，侧棱有翅。

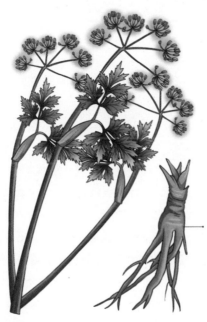

根
[性味]苦，温，无毒。
[主治]主咳逆上气，温疟寒热。

生境分布

生长于高寒多雨的山区；多栽培。主产于甘肃省东南部的岷县（秦州），产量多，质量好。其次，陕西、四川、云南、湖北等省也有栽培。

成品选鉴

本品略呈圆柱形，下部有支根3～5条或更多，表面黄棕色至棕褐色，具纵皱纹及横长皮孔样突起。质柔韧，断面黄白色或淡黄棕色，皮部厚，有裂隙及多数棕色点状分泌腔，木部色较淡，形成层环黄棕色。有浓郁的香气，味甘、辛、微苦。

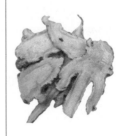

实用妙方

衄血不止：当归焙研末，每服一钱，米饮调下。（《圣济总录》）

小便出血：当归四两，剉，酒三升，煮取一升，顿服。（《肘后方》）

内虚目暗：补气养血，用当归（生晒）六两，附子（炮）一两，研成末，炼蜜丸梧子大，每服三十丸，温酒下，名六一丸。（《圣济总录》）

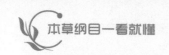

驻颜有术，不是梦想

龙眼

《名医别录·中品》 | 果部 | 补血药

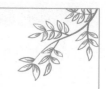

【功效】补益心脾，养血安神。

【释名】龙目（《吴普本草》），圆眼（俗名），益智（《名医别录》），亚荔枝（《开宝本草》）。

【集解】《名医别录》说：龙眼生长在南海山谷，又叫益智，大的像槟榔。苏颂说：现在闽、广、蜀道等地出产荔枝。《嵇含南方草木状》云：荔枝树高一二丈，像荔枝树，枝叶微小，经过冬天不凋谢。春末夏初，开细白花。七月果实成熟，壳呈青黄色，纹理像鳞甲，形圆，像弹丸一样大，肉比荔枝薄，肉白而多汁。味道甘甜如蜜。果实繁茂，每枝结三二十颗果，作穗状生长像蒲桃。苏恭说：龙眼树像荔枝树，叶若林檎，花呈白色。子如槟榔，有鳞甲，大如雀卵。李时珍说：龙眼呈正圆形，《名医别录》、苏恭与槟榔比较，他们不是同一类植物。龙眼树性畏寒，白露后可以采摘，晒焙令干，成朵干的名叫龙眼锦。按范成大《桂海志》说，有一种山龙眼，产于广中，色青，肉如龙眼，夏天果实成熟可以食用，这是龙眼的野生品种。

药用部分

实

[性味] 甘，平，无毒。

[主治] 主五脏邪气，安志厌食。除蛊毒，去三虫。久服强魂聪明，轻身不老，通神明（《名医别录》）。开胃益脾，补虚长智（李时珍）。

核

[主治] 主狐臭。六枚，同胡椒二七枚研，遇汗即擦之（李时珍）。

使用注意

湿盛中满或有停饮、痰、火者忌服。

形态特征

常绿乔木，高达 10 米以上。幼枝被锈色柔毛。叶片革质，椭圆形至卵状披针形，暗绿色，嫩时褐色，下面通常粉绿色。圆锥花序顶生或腋生，黄白色。核果球形，外皮黄褐色，粗糙，假种皮白色肉质，内有黑褐色种子 1 颗。花期 3～4 月，果期 7～9 月。

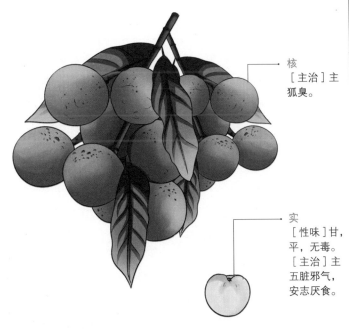

核
[主治]主狐臭。

实
[性味]甘，平，无毒。
[主治]主五脏邪气，安志厌食。

生境分布

生长于低山丘陵台地半常绿季雨林。主产于广东、福建、台湾、广西等地。

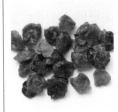

实用妙方

思虑过度，劳伤心脾，健忘怔忡，虚烦不眠，自汗惊悸：龙眼肉、酸枣仁（炒）、黄芪（炙）、白术（焙）、茯神各一两，木香半两，炙甘草二钱半。每服五钱，姜三片，枣一枚，水二盏，煎一盏，温服。（《济生方》）

温补脾胃，助精神：龙眼肉不拘多少，上好烧酒内浸百日，常饮数杯。（《万氏家抄方》龙眼酒）

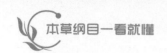

白芍补益而赤芍清热凉血

芍药

《神农本草经·中品》　草部　补血药

【功效】养血调经，敛阴止汗，柔肝止痛，平抑肝阳。

【释名】将离（《本草纲目》），犁食、白术、余容（《名医别录》）。

【集解】崔豹《古今注》记载：芍药有两种：有草芍药，木芍药。木芍药花大而颜色深，俗称为牡丹。《安期生服炼法》说：芍药有金芍药，白色多脂；木芍药，紫色瘦小多脉。李时珍说：以前人们说"洛阳牡丹，扬州芍药甲天下。"现在入药使用的，多是产自扬州的芍药。十月生芽，到春季生长，三月开花。品种繁多，三十余种，有千叶、单叶、楼子等差异。入药使用选择单叶的根，气味全厚。根为红白色，随花的颜色。

药用部分

根

[性味] 苦，平，无毒。

[主治] 主邪气腹痛，除血痹，破坚积，寒热疝瘕，止痛，利小便，益气（《神农本草经》）。通顺血脉，缓中，散恶血，逐贼血，去水气，利膀胱大小肠，消痈肿，时行寒热，中恶腹痛腰痛（《名医别录》）。治脏腑拥气、强五脏，补肾气，治时疾骨热，妇人血闭不通，能蚀脓（甄权）。女人一切病，胎前产后诸疾，治风补劳，退热除烦益气，惊狂头痛，目赤明目，肠风泻血痔瘘，发背疮疥（《日华子本草》）。泻肝，安脾肺，收胃气，止泻利，固腠理，和血脉，收阴气，敛逆气（张元素）。理中气，治脾虚中满，心下痞，胁下痛，善噫，肺急胀逆喘咳，太阳鼽衄目涩，肝血不足，阳维病苦寒热，带脉病苦腹痛满，腰溶溶如坐水中（王好古）。止下痢腹痛后重（李时珍）。

使用注意

阳衰虚寒之证不宜用。反藜芦。

178

形态特征

多年生草本植物，根肥大。叶互生，下部叶为二回三出复叶，小叶片长卵圆形至披针形，先端渐尖，基部楔形，叶缘具骨质小齿，上部叶为三出复叶。花大，花瓣白色、粉红色或红色。菁葖果。

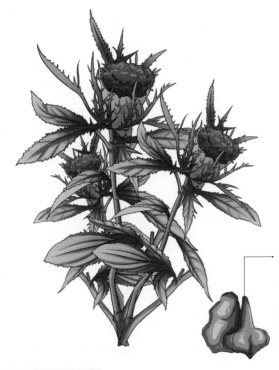

根
[性味]苦，平，无毒。
[主治]主邪气腹痛，除血痹，破坚积。

* 成品选鉴 *

本品呈圆柱形，平直或稍弯曲，两端平截，表面类白色或淡红棕色，光洁或有纵皱纹及细根痕，偶有残存的棕褐色外皮。质坚实，不易折断，断面较平坦，类白色或微带棕红色，形成层环明显，射线放射状。气微，味微苦、酸。

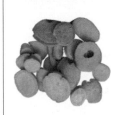

生境分布

生长于山坡、山谷的灌木丛或草丛中。全国各地均有栽培。主产于浙江、安徽、四川等地。

实用妙方

衄血咯血： 白芍药一两，犀角末二钱半，研成末。新水服一钱匕，血止为限。（《古今录验》）

崩中下血，小腹痛甚者： 芍药一两，炒黄色，柏叶六两，微炒。每服二两，水一升，煎六合，入酒五合，再煎七合，空心分为两服。亦可研成末，酒服二钱。（《圣惠方》）

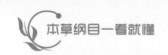

补肾阳，壮筋骨，祛风湿

淫羊藿

《神农本草经·中品》　草部　补阳药

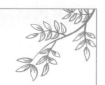

【功效】补肾壮阳，祛风除湿

【释名】仙灵脾（《唐本草》），放杖草（《日华子本草》），三枝九叶草（《本草图经》），刚前（《神农本草经》）。

【集解】《名医别录》说：淫羊藿生长在郡阳山山谷。苏颂说：在江东、陕西、泰山、汉中、湖湘等地都有生长。茎如粟秆。叶青似杏，叶上有棘。根为紫色有须。四月开白花，也有紫花的。碎小独头子。五月采叶晒干。产于湖湘的，叶如小豆，枝茎紧细，冬季不凋谢，根似黄连。关中称为三枝九叶草，苗高一、二尺多，根叶都可以使用。李时珍说：淫羊藿生长在大山中。一根数茎，茎粗如线，高一二尺。一茎二桠，一桠三叶。叶长二、三寸，如杏叶及豆藿，面光背淡，很薄而有细齿，有微刺。

药用部分

叶

[性味] 辛，寒，无毒。

[主治] 主阴痿绝伤，茎中痛，利小便，益气力，强志（《神农本草经》）。坚筋骨，消瘰疬赤痈，下部有疮，洗出虫。男子久服，有子（《名医别录》）。男子绝阳无子，女人绝阴无子，老人昏耄，中年健忘，一切冷风劳气，筋骨挛急，四肢不仁，补腰膝，强心力（《日华子本草》）。

根

[性味] 辛，寒，无毒。

[主治] 主咳嗽，祛风，补肾壮元阳。（《分类草药性》）

使用注意

阴虚火旺者不宜服。

形态特征

多年生草本，高30～40厘米。根茎长，横走，质硬，须根多数。叶片薄革质，卵形至长卵圆形，边缘有细锯齿。总状花序，花大，黄白色或乳白色，花萼卵状披针形。蓇葖果纺锤形，成熟时分裂。花期4～5月，果期5～6月。

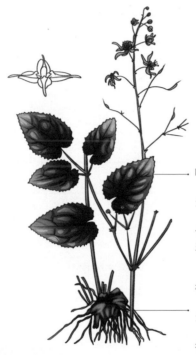

叶
[性味]辛，寒，无毒。
[主治]主阴痿绝伤，茎中痛，利小便，益气力，强志。

根
[性味]辛，寒，无毒。
[主治]主咳嗽，祛风，补肾壮元阳。

* 成品选鉴 *

三出复叶，小叶片卵圆形，边缘具黄色刺毛状细锯齿，上表面黄绿色，下表面灰绿色，主脉7～9条，基部有稀疏细长毛，细脉两面突起，网脉明显。叶片近革质。气微，味微苦。

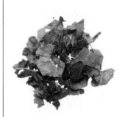

生境分布

生长于山坡阴湿处或山谷林下或沟岸。主产于陕西、辽宁、山西、湖北、四川等地。

实用妙方

益男子兴阳，理腰膝冷： 用淫羊藿一斤，酒一斗，浸三日，逐时饮之。（《食医心镜》）

小儿雀目： 淫羊藿根、晚蚕蛾各半两，炙甘草、射干各二钱半，研成末。用羊子肝一枚，切开掺药二钱，扎定，以黑豆一合，米泔一盏，煮熟，分二次食，以汁送之。（《普济方》）

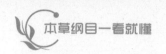

补肾阳益精血的"沙漠人参"

肉苁蓉

《神农本草经·上品》 草部 补阳药

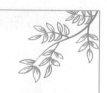

【功效】补肾阳，益精血，润肠通便。

【释名】肉松容（《吴普本草》），黑司命（《吴普本草》）

【集解】韩保 说：产于肃州福禄县沙中。三月、四月掘根，长一尺多，切取中央好的三四寸，用绳穿成串，阴干使用。肉苁蓉的皮有松子鳞甲。其中草苁蓉在四月中旬采集，长五、六寸到一尺左右，茎为圆形呈紫色。苏颂说：在陕西州郡都有生长，但不及产于西羌一带的肉厚而力紧。原来说是野马的精液掉落在地上所生，现在大树间及土堑垣中多有生长。五月采集，老了不能食用，所以多在三月采集。

药用部分

肉苁蓉茎

[性味] 甘，微温，无毒。

[主治] 主五劳七伤，补中，除茎中寒热痛，养五脏，强阴，益精气，多子，妇人癥瘕。久服轻身（《神农本草经》）。除膀胱邪气腰痛，止痢（《名医别录》）。益髓，悦颜色，延年，大补壮阳，日御过倍，治女人血崩（甄权）。男子绝阳不兴，女子绝阴不产，润五脏，长肌肉，暖腰膝，男子泄精，尿血遗沥，女子带下阴痛（《日华子本草》）。

使用注意

本品能助阳、滑肠，故阴虚火旺及大便泄泻者不宜服。肠胃实热、大便秘结者亦不宜服。

形态特征

多年生寄生草本，高 80～100 厘米。茎肉质肥厚，不分枝。鳞叶黄色，肉质，覆瓦状排列，披针形或线状披针形。穗状花序顶生于花茎，花冠管状钟形，黄色，顶端 5 裂，裂片蓝紫色。蒴果卵形，褐色。种子极多，细小。花期 5～6 月。

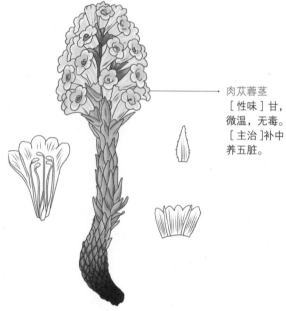

肉苁蓉茎
[性味]甘，微温，无毒。
[主治]补中，养五脏。

生境分布

生于盐碱地、干河沟沙地、戈壁滩一带。寄生在红沙、盐爪爪、着叶盐爪、西伯利亚白刺等植物的根上。分布内蒙古、陕西、甘肃、宁夏、新疆等地。

* 成品选鉴 *

呈扁圆柱形，稍弯曲，表面棕褐色或灰棕色，密被覆瓦状排列的肉质鳞叶，通常鳞叶先端已断。体重，质硬，微有柔性，不易折断。气微，味甜、微苦。

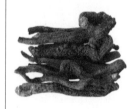

实用妙方

补益劳伤（精败面黑）：用肉苁蓉四两，水煮令烂，薄细切，研精羊肉，分为四度，下五味，以米煮粥空腹食用。（《药性论》）

汗多便秘（老人虚人皆可用）：肉苁蓉（酒浸焙干）二两，沉香末一两，研成末，麻子仁汁打糊，丸梧子大。每服七十丸，白汤下。（《济生方》）

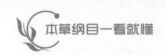

全身都是宝的"起阳草"

韭

《滇南本草》　菜部　补阳药

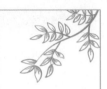

【功效】温补肝肾，壮阳固精。

【释名】草钟乳（《本草拾遗》），起阳草《候氏药谱》。

【集解】李时珍说：韭菜，丛生，叶茂盛，韭叶颜色青翠。韭菜可以分根栽种，也可以撒子种植。叶子长到三寸长时就可以收割，不能在烈日下收割。如果要收种子就只割一次。八月份开一丛丛的花，收取后腌制做菜，叫作长生韭，说的是割后又能长，久久不衰。九月份收种子，其种子呈黑色，形状扁平，需放在通风的地方阴干，不要放在潮湿的地方。北方人到冬天就把它的根移植到地窖中，用马粪盖着，如果暖和就能生长。其叶可高达一尺左右，如果不见阳光，则韭叶呈嫩黄色，称为韭黄，富贵人家都将其列为佳肴。韭菜作为菜，可以生吃或熟吃，可以腌制或贮藏，是最宜于身体的一种蔬菜。

药用部分

韭子

[性味] 辛甘，温，无毒。

[主治] 补肝肾，暖腰膝，兴阳道，治阳痿（《滇南本草》）。补肝及命门，治小便频数，遗尿，女人白淫白带（李时珍）。

叶根

[性味] 辛、微酸，温，涩，无毒。

[主治] 主归心，安五脏，除胃中热，利病人，可久食（《名医别录》）。

叶：煮鲫鱼鲊食，断卒下痢。根：入生发膏用（陶弘景）。根、叶：煮食，温中下气，补虚益阳，调和脏腑，令人能食，止泄血脓，腹中令痛。生捣汁服，主胸痹骨痛不可触者，又解药毒，疗狂狗咬人数发者，亦涂诸蛇虺、蝎虿、恶虫毒（陈藏器）。饮生汁，主上气喘息欲绝，解肉脯毒。煮汁饮，止消渴盗汗。气熏治产妇血运，洗肠痔脱肛（李时珍）。

使用注意

阴虚火旺者忌服。

形态特征

多年生草本，全草有异臭。鳞茎狭圆锥形。叶基生，扁平，狭线形。花茎自叶丛抽出，顶生伞形花序，白色，长圆状披针形。蒴果倒卵形，有三棱。种子黑色。花期7～8月，果期8～9月。

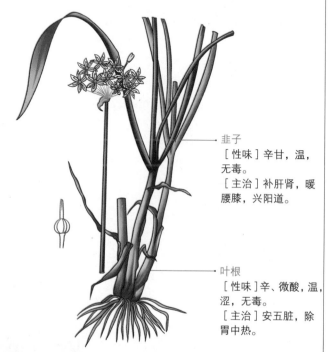

韭子
[性味]辛甘，温，无毒。
[主治]补肝肾，暖腰膝，兴阳道。

叶根
[性味]辛、微酸，温，涩，无毒。
[主治]安五脏，除胃中热。

成品选鉴

本品呈半圆形或半卵圆形，略扁，表面黑色，一面突起，粗糙，有细密的网状皱纹，另一面微凹，皱纹不甚明显。顶端钝，基部稍尖，有点状突起的种脐。质硬。气特异，味微辛。

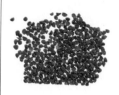

生境分布

生长于田园，全国各地有栽培，以河北、山西、吉林、河南、山东、安徽等地产量较大。野生与栽培均有。

实用妙方

女人带下及男子肾虚冷，梦遗：韭子七升。醋煮千沸，焙，研末，炼蜜丸，梧子大，每服三十丸，空心温酒下。（《千金方》）

痔疮作痛：用盆盛沸汤，以器盖之，留一孔。用洗净韭菜一把，泡汤中。乘热坐孔上，先熏后洗，数次自然脱体也。（《袖珍方》）

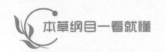

呵护男性健康的良药

巴戟天

《神农本草经·上品》　草部　补阳药

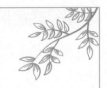

【功效】补肾阳，强筋骨，祛风湿。

【释名】不凋草（《日华子本草》），三蔓草。

【集解】苏恭说：巴戟天的苗俗名三蔓草。叶似茗，冬季不枯萎。根如连珠，宿根为青色，嫩根白紫色，以连珠多肉厚的巴戟天为胜。

药用部分

根

[性味]辛、甘，微温，无毒。

[主治]主大风邪气，阴痿不起，强筋骨，安五脏，补中增智益气（《神农本草经》）。疗头面游风，小腹及阴中相引痛，补五劳，益精，利男子（《名医别录》）。治男子夜梦鬼交精泄，强阴下气，治风癞（甄权）。治一切风，疗水胀（《日华子本草》）。《仙经》治脚气，去风疾，补血海（李时珍）。

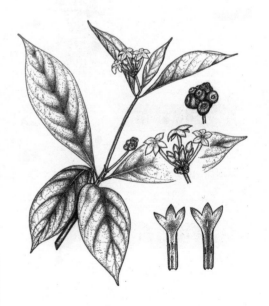

使用注意

阴虚火旺及有热者不宜服。

形态特征

藤状灌木，根肉质肥厚，圆柱形，呈结节状，茎有纵棱，小枝幼时有褐色粗毛。叶片长椭圆形，花白色，核果近球形，种子4粒。

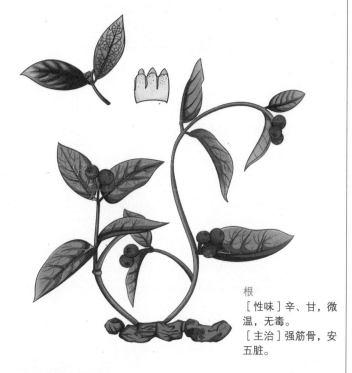

根

[性味]辛、甘，微温，无毒。

[主治]强筋骨，安五脏。

* 成品选鉴 *

本品为扁圆柱形，略弯曲，表面灰黄色或暗灰色，木部坚硬，黄棕色或黄白色。气微，味甘而微涩。

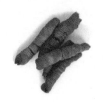

生境分布

生长于山谷、溪边或林下。主产于广东、广西、福建、江西、四川等地。

实用妙方

风冷腰胯疼痛，行步不得：巴戟天一两半，牛膝三两（去苗），羌活、桂心、五茄皮各一两半，杜仲二两（去粗皮，炙微黄，判），干姜一两半（炮裂）。上药捣罗研成末，炼蜜和捣三、二百杵，丸如梧桐子大。每于食前，以温酒饮下三十丸。（《圣惠方》巴戟丸）

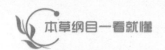

补肾虚，远离腰背酸痛

杜仲

《神农本草经·上品》 木部 补阳药

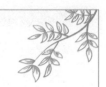

【功效】补肝肾，强筋骨，安胎。

【释名】思仲（《名医别录》），思仙（《神农本草经》）。

【集解】《名医别录》说：杜仲生长在上虞山谷及上党、汉中。二月、五月、六月、九月采皮。

药用部分

皮

[**性味**] 辛，平，无毒。

[**主治**] 主腰膝痛，补中益精气，坚筋骨，强志，除阴下湿痒，小便余沥。久服，轻身耐老（《神农本草经》）。脚中酸疼，不欲践地（《名医别录》）。治肾劳，腰脊挛（《日华子本草》）。润肝燥，补肝经风虚（王好古）。

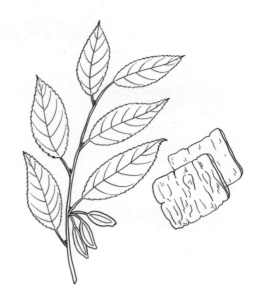

使用注意

炒用破坏其胶质，更利于有效成分煎出，故比生用效果好。本品为温补之品，阴虚火旺者慎用。

形态特征

落叶乔木，高达 20 米。树皮和叶折断后均有银白色细丝。叶椭圆形或椭圆状卵形，边缘有锯齿。花单性，无花被，单生于小枝基部。翅果长椭圆形而扁。

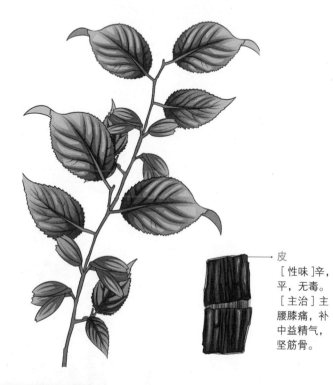

皮
[性味]辛，平，无毒。
[主治]主腰膝痛，补中益精气，坚筋骨。

* 成品选鉴 *

本品呈板片状或两边稍向内卷，外表面淡棕色或灰褐色，有明显的皱纹或纵裂槽纹。质脆，易折断，断面有细密、银白色、富弹性的橡胶丝相连。气微，味稍苦。

生境分布

生长于山地林中或栽培。分布于长江中游及南部各省，河南、陕西，甘肃等地均有栽培。

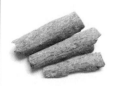

实用妙方

风冷伤肾，腰背虚痛：杜仲一斤切炒，酒二升，渍十日，日服三合。（此陶隐居得效方也）。《三因方》研成末，每且以温酒服二钱。

病后虚汗及目中流汗：杜仲、牡蛎等份，研成末。卧时水服五匕，不止更服。（《肘后方》）

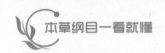

缠绕在树枝上的补肾药

菟丝子

《神农本草经·上品》 | 草部 | 补阳药

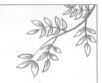

【功效】补益肝肾，固精缩尿，安胎止泻。

【释名】菟缕、菟累（《名医别录》），菟芦（《神农本草经》）。

【集解】《名医别录》说：菟丝子生长在朝鲜川泽田野，蔓延草木之上。九月采果实，晒干。

药用部分

子

[性味] 辛、甘、平，无毒。

[主治] 续绝伤，补不足，益气力，肥健人（《神农本草经》）。养肌强阴，坚筋骨，主茎中寒，精自出，溺有余沥，口苦燥渴，寒血为积。久服明目轻身延年（《名医别录》）。

使用注意

本品为平补之药，但偏补阳，阴虚火旺、大便燥结、小便短赤者不宜服。

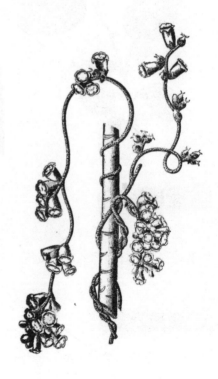

形态特征

一年生寄生草本，全株无毛。茎细，缠绕，黄色，无叶。花簇生于叶腋，花冠白色，钟形。蒴果扁球形，被花冠全部包住，盖裂。

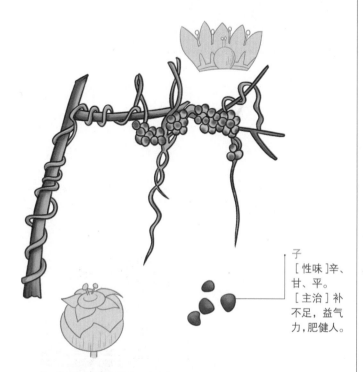

子
[性味]辛、甘、平。
[主治]补不足，益气力，肥健人。

* 成品选鉴 *

本品呈类球形，表面灰棕色或黄棕色。具细密突起的小点，一端有微凹的线形种脐。质坚实，不易以指甲压碎。气微，味淡。

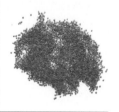

生境分布

生长于田边、荒地及灌木丛中，常寄生于豆科等植物上。我国大部分地区均有分布。

实用妙方

消渴不止：菟丝子煎汁，任意饮之，以止为度。（《事林广记》）

小便淋沥：菟丝子煮汁饮。（范汪方）

肝伤目暗：菟丝子三两，酒浸三日，暴干研成末，鸡子白和丸梧子大。空腹温酒下二十九。（《圣惠方》）

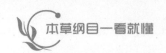

千万不能用错的补阴药

沙参

《神农本草经·上品》 | 草部 | 补阴药

【功效】养阴清肺，益胃生津。

【释名】白参（《吴普本草》），羊乳（《名医别录》），羊婆奶（《本草纲目》）。

【集解】《名医别录》说：沙参生于河内川谷及冤句般阳续山，二月、八月采根晒干使用。

药用部分

根

[性味] 苦，微寒，无毒。

[主治] 主血结惊气，除寒热，补中，益肺气（《神农本草经》）。疗胸痹心腹痛，结热邪气头痛，皮间邪热，安五脏。久服利人。又云：羊乳，主头肿痛，益气，长肌肉（《名医别录》）。补虚，止惊烦，益心肺，并一切恶疮疥癣及身痒，排脓，消肿毒（《日华子本草》）。清肺火，治久咳肺痿（李时珍）。

使用注意

宜与藜芦同用。

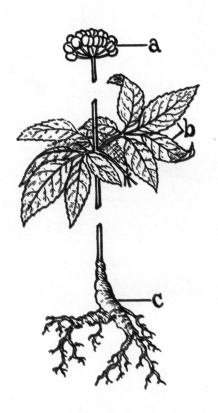

形态特征

多年生草本，高5～35厘米。主根细长圆柱形。茎大部埋在沙中，一部分露出地面。叶片卵圆形，复伞形花序顶生，花白色，果实近圆球形，具绒毛，果棱有翅。花期5～7月，果期6～8月。

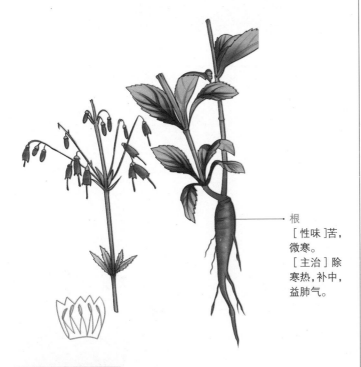

根
[性味]苦，微寒。
[主治]除寒热，补中，益肺气。

* 成品选鉴 *

本品呈细长圆柱形，偶有分枝，表面淡黄白色，略粗糙，偶有残存外皮。质脆，易折断。断面皮部浅黄白色，木部黄色。气特异，味微甘。

生境分布

生长于海边沙滩，或为栽培。主产于山东、江苏，福建等地亦产。

实用妙方

肺热咳嗽：沙参半两，水煎服之。（《卫生易简方》）

卒得疝气（小腹及阴中相引痛如绞，白汗出，欲死者）：沙参捣筛研成末，酒服方寸匕，立瘥。（《肘后方》）

妇人白带（多因七情内伤或下元虚冷所致）：沙参研成末，每服二钱，米饮调下。（《证治要诀》）

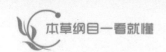

止咳润肺、宁心安神的滋补品

百合

《神农本草经·中品》 草部 补阴药

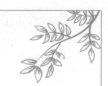

【功效】养阴润肺，清心安神。

【释名】强瞿（《名医别录》），蒜脑薯。
【集解】《名医别录》说：百合生长在荆州山谷。二月、八月采根，阴干。

药用部分

根

[性味] 甘，平，无毒。

[主治] 主邪气腹胀心痛，利大小便，补中益气（《神农本草经》）。除浮肿胪胀，痞满寒热，通身疼痛，及乳难喉痹，止涕泪（《名医别录》）。安心定胆益志，养五脏，治颠邪狂叫惊悸，产后血狂运，杀蛊毒气，胁痛乳痈发背诸疮肿（《日华子本草》）。

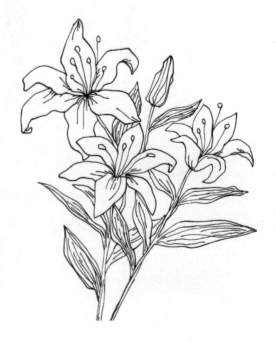

使用注意

甘寒滑利之品，风寒咳嗽，中寒便溏者忌服。

形态特征

多年生球根草本花卉，株高 40 ~ 60 厘米，茎直立，不分枝，草绿色，茎秆基部带红色或紫褐色斑点。单叶互生，狭线形。花着生于茎秆顶端，喇叭形，多为白色。

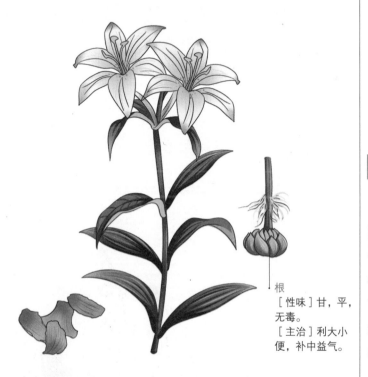

根

[性味]甘，平，无毒。
[主治]利大小便，补中益气。

* 成品选鉴 *

本品呈长椭圆形，表面类白色、淡棕黄色或微带紫色。质硬而脆，断面较平坦，角质样。气微，味微苦。

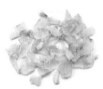

生境分布

生长于山野林内及草丛中。全国各地均产。以湖南、浙江产者为多。

实用妙方

咳嗽不已，或痰中有血：款冬花、百合（焙，蒸）等份。上为细末，炼蜜为丸，如龙眼大。每服一丸，食后临卧细嚼，姜汤咽下，噙化尤佳。

支气管扩张、咯血：百合二两，白及四两，蛤粉二两，百部一两。共为细末，炼蜜为丸，每重二钱，每次一丸，日三次。

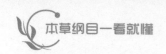

滋阴养胃，兼能补肾降火

石斛

《神农本草经·上品》 草部 补阴药

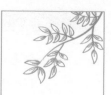

【功效】益胃生津，滋阴清热。

【释名】金钗（《本草纲目》），禁生、林兰（《神农本草经》），杜兰（《名医别录》）。

【集解】《名医别录》说：石斛生长在六安山谷靠近水的石头上。七月、八月采茎，阴干。

药用部分

石斛茎

[性味] 甘，平，无毒。

[主治] 主伤中，除痹下气，补五脏虚劳羸瘦，强阴益精。久服，厚肠胃（《神农本草经》）。壮筋骨，暖水脏，益智清气（《日华子本草》）。治发热自汗，痈疽排脓内塞（李时珍）。

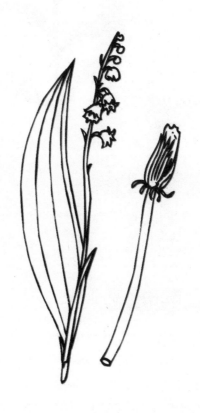

使用注意

湿温病无化燥伤津者不用；杂病脾胃虚寒，苔厚腻，便溏者也不宜用。

形态特征

多年生附生草本，高 30 ～ 50 厘米。茎丛生，直立，黄绿色。叶无柄，近革质，叶片长圆形或长圆状披针形，花白色，顶端淡紫色。落叶期开花。

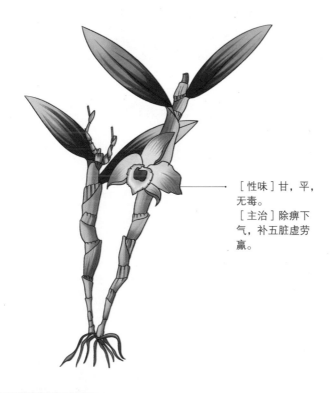

[性味]甘，平，无毒。
[主治]除痹下气，补五脏虚劳羸。

* 成品选鉴 *

呈圆柱形或扁圆柱形，表面黄绿色，光滑或有纵纹，节明显，色较深，节上有膜质叶鞘。肉质，多汁，易折断。气微，味微苦而回甜，嚼之有黏性。

生境分布

生长于海拔 100 ～ 3000 米高度之间，常附生于树上或岩石上。主产于四川、贵州、云南等地。

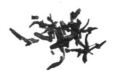

实用妙方

眼目昼视精明，暮夜昏暗，视不见物，名曰雀目：石斛、仙灵脾各一两，苍术（米泔浸，切，焙）半两。上三味，捣罗为散，每服三钱匕，空心米饮调服，日再。（《圣济总录》石斛散）

温热有汗，风热化火，热病伤津，温症舌苔变黑：鲜石斛三钱，连翘（去心）三钱，天花粉二钱，鲜生地四钱，麦冬（去心）四钱，参叶八分。水煎服。（《时病论》清热保津法）

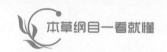

养阴除烦，清心肺之热

麦冬

《神农本草经·上品》　草部　补阴药

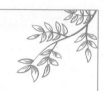

【功效】养阴生津，润肺清心。

【释名】禹韭、忍冬、忍凌、不死草（《吴普本草》），禹余粮（《名医别录》）。

【集解】《名医别录》说：麦门冬，叶如韭，冬夏长生。生于函谷川谷及堤坂肥土石间久废处。二月、三月、八月、十月采根，阴干。苏颂说：麦门冬，处处都有。叶为青色似莎草，长达一尺多，四季不凋谢。根为黄白色有须，根如连珠形。四月开淡红花，如红蓼花。果实为碧色而圆如珠。江南出产的叶大，有人说产自吴地的尤胜。李时珍说：古人只用野生的。后世所用的多是栽种而成。方法：四月初采根，在黑土壤肥沙地栽种。每年六月、九月、十一月三次上粪及耘灌。夏至前一日取根，洗晒收获。它的子也可以播种，但成熟的晚。

药用部分

根

[性味]甘，平，无毒。

[主治]主心腹结气，伤中伤饱，胃络脉绝，羸瘦短气。久服轻身不老不饥（《神农本草经》）。疗身重目黄，心下支满，虚劳客热，口干燥渴，止呕吐，愈痿蹷，强阴益精，消谷调中保神，定肺气，安五脏，令人肥健，美颜色，有子（《名医别录》）。去心热，止烦热，寒热体劳，下痰饮（陈藏器）。治五劳七伤，安魂定魄，止嗽，定肺痿吐脓，时疾热狂头痛（《日华子本草》）。治热毒大水，面目肢节浮肿，下水，主泄精（甄权）。治肺中伏火，补心气不足，主血妄行，及经水枯，乳汁不下（张元素）。久服轻身明目。和车前、地黄丸服，去湿痹，变白，夜视有光（陈藏器）。

使用注意

脾胃虚寒，痰湿内阻，暴感风寒之咳嗽均慎服。

形态特征

多年生草本植物，地上匍匐茎细长。叶丛生，狭线形，草质，深绿色。花葶常比叶短，花微下垂，披针形，白色或淡紫色。浆果球形，成熟时深绿色或蓝黑色。

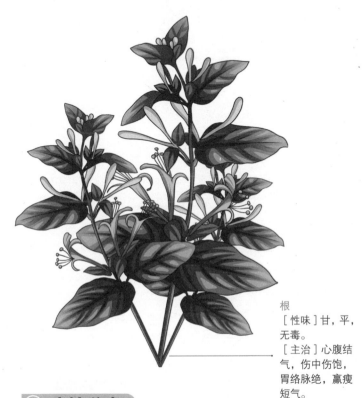

根
[性味]甘，平，无毒。
[主治]心腹结气，伤中伤饱，胃络脉绝，羸瘦短气。

生境分布

生长于土质疏松、肥沃、排水良好的壤土和沙质土壤。主产于四川、浙江、江苏等地。

＊成品选鉴＊

本品呈纺锤形，两端略尖，表面黄白色或淡黄色，有细纵纹。质柔韧，断面黄白色，半透明，中柱细小。气微香，味甘、微苦。

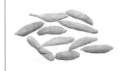

实用妙方

男女血虚：麦门冬三斤，取汁熬成膏，生地黄三斤，取汁熬成膏，等份，一处滤过，入蜜四之一，再熬成，瓶收。每日白汤点服。忌铁器。(《医方摘要》)

衄血不止：麦门冬去心、生地黄各五钱，水煎服，立止。(《保命集》)

齿缝出血：麦门冬煎汤漱之。(《兰室宝鉴》)

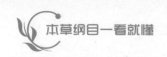

补脾益气，本草中的"草部之首"

黄精

《别录上品》　　草部　　补阴药

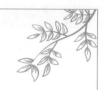

【功效】补气养阴，健脾，润肺，益肾。

【释名】黄芝（《瑞草经》），菟竹、鹿竹、鸡格（《名医别录》），龙衔（《广雅》）。

【集解】陶弘景说：黄精，现在处处都有生长。二月开始生长，一枝多叶，叶形状似竹而稍短。根似葳蕤。葳蕤根如获根及菖蒲，有节且平直；黄精根如鬼臼、黄连，大节而不平。虽燥，柔软有脂润。苏颂说：黄精南北各地都有，以产自嵩山、茅山的为佳。三月生苗，高一二尺左右。叶如竹叶而稍短，两两相对。茎梗柔脆，颇似桃枝，本黄末赤。四月开青白花，形状如小豆花。结白色的子如黍粒，也有无子的。根如嫩生姜而黄色，二月采根，蒸过晒干使用。也有八月采收的，山里人九蒸九晒作成果脯卖，黄黑色，味道非常甘美。它的苗初生时，人们多采集作为菜使用，称为笔菜，味极美。江南人说黄精苗叶稍像钩吻，但钩吻叶头极尖而根细。李时珍说：黄精多为山中野生，也可以降根劈成二寸长，栽种，一年后生长极稠，子也可以使种。它的叶似竹而不尖，或两叶、三叶、四、五叶，都对节而生。它的根横行，形状如葳蕤，人们多采集它的苗食用，名为笔管菜。

药用部分

根

[性味]甘，平，无毒。

[主治]补中益气，除风湿，安五脏。久服轻身延年不饥（《名医别录》）。补五劳七伤，助筋骨，耐寒暑，益脾胃，润心肺。单服九蒸九暴食之，驻颜断谷，（《日华子本草》）。补诸虚，止寒热，填精髓，下三尸虫，（李时珍）。

使用注意

凡脾虚有湿，咳嗽痰多，中寒便溏及痞满气滞者不宜服。

形态特征

多年生草本。根茎横生，肥大肉质，黄白色，略呈扁圆形。有数个茎痕，茎痕处较粗大。叶轮生，叶片线状披针形至线形。花腋生，下垂，花被筒状，白色。浆果球形，成熟时黑色。花期5～6月，果期6～7月。

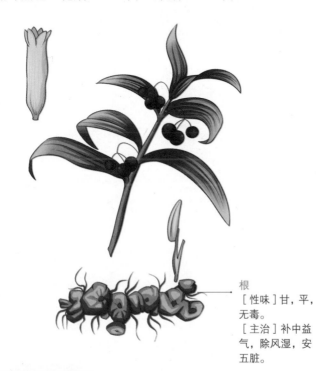

根
[性味] 甘，平，无毒。
[主治] 补中益气，除风湿，安五脏。

* 成品选鉴 *

呈肥厚肉质的结节块状，表面淡黄色至黄棕色，有皱纹及须根痕，结节上侧茎痕呈圆盘状，圆周凹入，中部突出。质硬而韧，不易折断，断面角质，淡黄色至黄棕色。气微，味甜，嚼之有黏性。

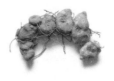

生境分布

生长于土层较深厚、疏松肥沃、排水和保水性能较好的壤土中。主产于河北、内蒙古、陕西等地。

实用妙方

补肝明目：黄精二斤，蔓菁子一升（淘），同和，九蒸九晒，研成末。空腹米饮下二钱，日两服，延年益寿。（《圣惠方》）

补虚精气：黄精、枸杞子等份，捣做饼，日干研成末，炼蜜丸梧子大。每汤下五十丸。（《奇效良方》）

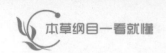

药食两用的进补佳品

枸杞

《神农本草经·上品》　　木部　　补阴药

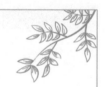

【功效】滋补肝肾，益精明目。

【释名】枸棘（《本草衍义》），苦杞《诗疏》，天精《抱朴》，地骨（《神农本草经》）。

【集解】李时珍说：古代产于常山的枸杞、地骨为上品，其他丘陵阪岸所产出的枸杞也可以使用。后来以陕西出产的为佳，又以甘州出产的为绝品。兰州、灵州、九源出产的西枸杞，大树叶厚根粗。河西及甘州出产的，子圆像樱桃，晒干后紧小少核，干时红润甘美，味如葡萄，可以充当果品食用，不同于其他地方的枸杞。

药用部分

苗

[性味]苦，寒。

[主治]除烦益志，补五劳七伤，壮心气，去皮肤骨节间风，消热毒，散疮肿（《日华子本草》）。和羊肉做羹，益人，除风明目。作饮代茶，止渴，消热烦，益阳事，解面毒，与乳酪相恶。汁注目中，去风障赤膜昏痛（甄权）。去上焦心肺客热（李时珍）。

地骨皮

[性味]苦，寒。

[主治]细锉，拌面煮熟，吞之，去肾家风，益精气（甄权）。去骨热消渴（孟诜）。解骨蒸肌热消渴，风湿痹，坚筋骨，凉血（张元素）。治在表无定之风邪，传尸有汗之骨蒸（李杲）。泻肾火，降肺中伏火，去胞中火，退热，补正气（王好古）。治上膈吐血。煎汤漱口，止齿血，治骨槽风（吴瑞）。去下焦肝肾虚热（李时珍）。

枸杞子

[性味]苦、寒。

[主治]坚筋骨，耐老，除风，去虚劳，补精气（孟诜）。主心病嗌干心痛，渴而引饮，肾病消中（王好古）。滋肾润肺。榨油点灯，明目（李时珍）。

形态特征

　　为灌木或小乔木状。主枝数条，粗壮，果枝细长，先端通常弯曲下盘，外皮淡灰黄色，刺状枝短而细，生于叶腋。叶互生或丛生于短枝上。叶片披针形或卵状长圆形，花腋生，花冠漏斗状，粉红色或深紫红色。果实熟时鲜红，种子多数。

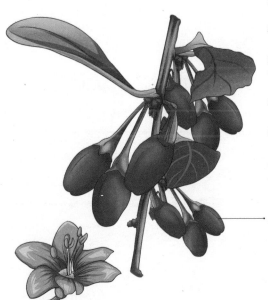

苗
[性味]苦，寒。
[主治]除烦益志，补五劳七伤。

地骨皮
[性味]苦，寒。
[主治]泻肾火，降肺中伏火。

枸杞子
[性味]苦、寒。
[主治]坚筋骨，耐老，除风，去虚劳。

* 成品选鉴 *

　　本品呈类纺锤形或椭圆形，表面红色或暗红色，顶端有小突起状的花柱痕，基部有白色的果梗痕。果皮柔韧，皱缩；果肉肉质，柔润。气微，味甜。

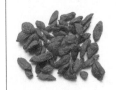

生境分布

　　生长于山坡、田野向阳干燥处。主产于宁夏、甘肃、新疆等地。

实用妙方

　　五劳七伤：枸杞叶半斤（切），粳米二合，豉汁和，煮作粥。日日食之良。（《经验方》）

　　骨蒸烦热（及一切虚劳烦热，大病后烦热）：并用地仙散，地骨皮二两，防风一两，甘草（炙）半两。每服五钱，生姜五片，水煎服。（《济生方》）

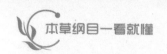

本草纲目一看就懂

延年益寿的"不老药"

胡麻

《名医别录·上品》　谷部　补阴药

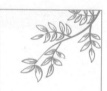

【功效】补肝肾，益精血，润肠燥。

【释名】巨胜（《神农本草经》），油麻（《食疗本草》），芝麻（《本草衍义》），俗作芝麻。

【集解】陶弘景说：胡麻，是八种谷物之一。纯黑色的称为巨胜，个头稍大。胡麻产于大宛，所以称为胡麻。按照茎的形状区分：茎为方形的，称为巨胜；茎为圆形的，称为胡麻。（《神农本草经》）中记载，胡麻，又叫巨胜。李时珍说：胡麻即芝麻，品种分迟熟和早熟两种，有黑、白、红三种颜色，茎和杆都呈方形。秋季开白花，也有呈紫色、艳丽的花。芝麻每节都长角，长达一寸多。茎呈四棱形、六菱形的果实小并且米少；七菱形、八菱形的果实大且米多。胡麻雌雄同种，生长迅速，长势茂盛。

药用部分

子

[性味] 甘，平，无毒。

[主治] 主伤中虚羸，补五内，益气力，长肌肉，填髓脑。久服，轻身不老（《神农本草经》）。坚筋骨，明耳目，耐饥渴，延年。疗金疮止痛，及伤寒温疟大吐后，虚热羸困（《名医别录》）。补中益气，润养五脏，补肺气，止心惊，利大小肠，耐寒暑，逐风湿气、游风、头风，治劳气，产后羸困，催生落胞。细研涂发令长。白蜜蒸饵，治百病（《日华子本草》）。炒食，不生风。病风人久食，则步履端正，语言不謇（李廷飞）。生嚼涂小儿头疮，煎汤浴恶疮、妇人阴疮，大效（苏恭）。

使用注意

脾虚大便溏泻者忌用。

204

形态特征

一年生草本，茎直立，四棱形，稍有柔毛。叶对生或上部叶互生，上部叶披针形或狭椭圆形，全缘，中部叶卵形，有锯齿。花生叶腋，花萼裂片披针形，花冠白色或淡紫色。蒴果四棱状长椭圆形，顶端稍尖，有细毛，种子多数，黑色、白色或淡黄色。

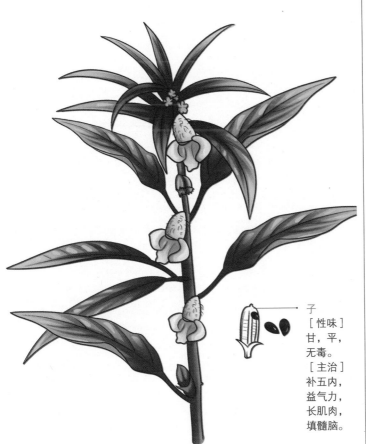

子
［性味］
甘，平，
无毒。
［主治］
补五内，
益气力，
长肌肉，
填髓脑。

本品呈扁卵圆形，表面黑色，平滑或有网状皱纹。尖端有棕色点状种脐，种皮薄，白色，富油性。气微，味甘。有油香气。

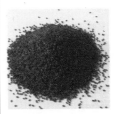

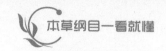

🔍 生境分布

生长于地势高、排水好的地方。我国各地有栽培。

☕ 实用妙方

白发返黑：乌麻九蒸九晒，研末，枣膏丸，服之。（《千金方》）

腰脚疼痛：新胡麻一升，熬香杵末。日服一小升，服至一斗永瘥。温酒、蜜汤、姜汁皆可下。（《千金方》）

手脚酸痛，微肿：用芝麻熬研五升，酒一升，浸一宿。随意饮。（《外台秘要》）

入水肢肿，作痛：生胡麻捣涂之。（《千金方》）

小儿急疳：油麻嚼敷之。（《外台秘要》）

头面诸疮：芝麻生嚼愈之。（《普济方》）

第十章
收涩攻毒杀虫止痒药

　　收涩药是指能收敛固涩，以治疗种滑脱病症为主要作用的药物，又称固涩药。临床上主要用于久病体虚、正气不固、脏腑功能衰退所致的自汗、盗汗、久咳虚喘、久泻、久痢、遗精、滑精、尿频、崩带不止等不禁之证。

　　攻毒杀虫止痒药是指以攻毒疗疮，杀虫止痒为主要作用的药物。临床上主要用于某些外科皮肤及五官科病证，如疮痈疗毒，湿疹、梅毒及蛇虫咬伤，癌肿等。

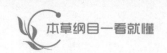

五味俱全，补养五脏

五味子

《神农本草经·上品》　草部　收涩药

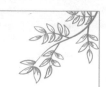

【功效】收敛固涩，益气生津，补肾宁心。

【释名】玄及（《名医别录》），会及。

【集解】《名医别录》说：五味子生长在齐山山谷及代郡。八月采实，阴干。陶弘景说：现在以产自高丽，多肉而酸甜的为上品；其次产于青州、冀州，味过酸，它的核像猪肾。又有产自建平的，少肉、核形不相似，味苦，也良。此药多膏润，烈日晒干，可以捣筛。苏颂说：在河东、陕西一带有很多，杭越一带也有。春初生苗，引赤蔓缠绕高树生长，长六七尺。叶尖圆似杏叶。三四月开黄白花，如莲花状。七月成实，丛生茎端，如豌豆一样大，生青熟红紫，入药使用需要暴晒不去子。种类很多，大抵相近。李时珍说：五味，有南北之分，产自南方的颜色红，产自北方的颜色黑，入滋补药必用北方产的。也可取根种植，当年就会茂盛；若二月种子，次年才旺，须用藤架引生。

药用部分

子

[性味]酸，温，无毒。

[主治]益气，咳逆上气，劳伤羸瘦，补不足，强阴，益男子精（《神农本草经》）。养五脏，除热，生阴中肌（《名医别录》）。治中下气，止呕逆，补虚劳，令人体悦泽（甄权）。明目、暖水脏，壮筋骨，治风消食、反胃霍乱转筋，痃癖奔豚冷气，消水肿心腹气胀、止渴，除烦热，解酒毒（《日华子本草》）。生津止渴，治泻痢，补元气不足，收耗散之气，瞳子散大（李杲）。治喘咳燥嗽，壮水镇阳（王好古）。

使用注意

凡表邪未解，内有实热，咳嗽初起，麻疹初期，均不宜用。

形态特征

落叶木质藤本，长达 8 米。茎皮灰褐色，皮孔明显，小枝褐色，稍具棱角。叶互生，叶片薄而带膜质，卵形、阔倒卵形以至阔椭圆形，边缘有小齿牙。花单性，雌雄异株，乳白色或粉红色。浆果球形，成熟时呈深红色。花期 5～7 月，果期 8～9 月。

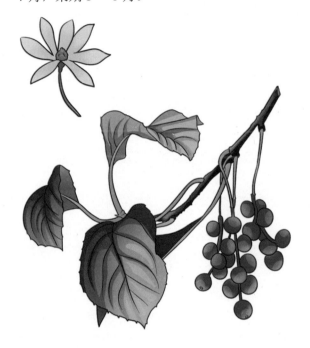

生境分布

生长于阴湿的山沟、灌木丛中。主产辽宁、黑龙江、吉林。

* 成品选鉴 *

本品呈不规则的球形或扁球形，表面红色、紫红色或暗红色，皱缩，显油润。果肉柔软，种子肾形，表面棕黄色，有光泽，种皮薄而脆。果肉气微，味酸；种子破碎后，有香气，味辛、微苦。

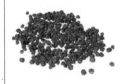

实用妙方

痰嗽并喘： 五味子、白矾等份，研成末，每服三钱，以生猪肺炙熟，蘸末细嚼，白汤下。汉阳库兵黄六病此，百药不效。于岳阳遇一道人传此，两服，病遂不发。（《普济方》）

阳事不起： 新五味子一斤、研成末。酒服方寸匕，日三服。忌猪鱼蒜醋。（《千金方》）

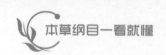

止泻驱虫暖脾胃

肉豆蔻

《开宝本草》 | 木部 | 收涩药

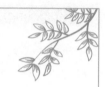

【功效】温中行气，涩肠止泻。

【释名】肉果（《本草纲目》），迦拘勒。

【集解】陈藏器说：肉豆蔻产于胡国，胡名迦拘勒。它的形状圆且小，皮紫紧薄，肉辛辣。苏颂说：在岭南人们多种植。春季生苗，夏季抽茎开花，结果实似豆蔻，六月、七月采收。李时珍说：肉豆蔻的花及果实形状虽似草豆蔻，而皮肉的颗则不同。颗外有皱纹，而里面有斑缬纹，如槟榔纹。最容易生蛀，只有用火烘干密封，稍可留存。

药用部分

实

[性味] 辛，温，无毒。

[主治] 温中，消食止泄，治积冷心腹胀痛，霍乱中恶，鬼气冷痓，呕沫冷气，小儿乳霍《开宝本草》。调中下气，开胃，解酒毒，消皮外络下气（《日华子本草》）。治宿食痰饮，止小儿吐逆，不下乳，腹痛（甄权）。主心腹虫痛，脾胃虚冷，气并冷热，虚泄赤白痢，研末粥饮服之（李珣）。暖脾胃，固大肠（李时珍）。

使用注意

湿热泻痢者忌用。

形态特征

高大乔木，全株无毛。叶互生，革质，叶片椭圆状披针形或椭圆形。花单性，雌雄异株，总状花序腋生，具苞片。浆果肉质，梨形或近于圆球形，黄棕色，成熟时纵裂成两瓣，露出绯红色肉质的假种皮，内含种子1枚，种皮壳状，木质坚硬。

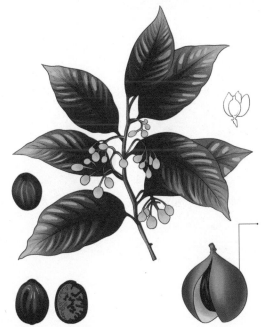

实
[性味]辛，温，无毒。
[主治]温中，消食止泄。

本品呈卵圆形或椭圆形，表面灰棕色或灰黄色，全体有浅色纵行沟纹及不规则网状沟纹。种脐位于宽端，呈浅色圆形突起，合点呈暗凹陷。种脊呈纵沟状，连接两端。质坚，断面显棕黄色相杂的大理石花纹，宽端可见干燥皱缩的胚，富油性。气香浓烈，味辛。

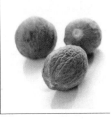

生境分布

在热带地区广为栽培。主产于马来西亚、印度尼西亚，我国广东、广西、云南亦有栽培。

实用妙方

暖胃除痰（进食消食）：肉豆蔻二个，半夏(姜汁炒)五钱，木香二钱半，研成末，蒸饼丸芥子大，每食后津液下五丸、十丸。（《普济方》）

冷痢腹痛，不能食者：肉豆蔻一两去皮，醋和面裹煨，捣末。每服一钱，粥饮调下。（《圣惠方》）

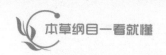
养脾气、平胃气的天然维生素

大枣

《神农本草经·上品》　草部　补气药

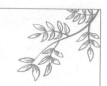

【功效】 补中益气，养血安神。

【释名】干枣、美枣（《名医别录》），良枣。

【集解】李时珍说：枣木心呈红色，有刺。四月份生小叶，叶尖有光泽。五月开小花，白色微青。南北方都有，但青、晋所产出的枣肥大甘美，入药最佳。枣的种类繁多，除（《尔雅》）所记载之外，郭义恭《广志》记载有狗牙、鸡心、牛头、羊角、细腰、赤心、三星、骈白之等名字，又有木枣、氏枣、桂枣、夕枣、灌枣、墟枣、蒸枣、白枣、丹枣、棠枣及安邑、信都枣。谷城紫枣长二寸，羊角枣长三寸。密云所产出的小枣，脆润核细，味道也甘美，都可以作为果食，不能入药使用。入药须用青州及晋地晒干的大枣最佳。

药用部分

生枣

[性味]甘、辛，热，无毒。多食令人寒热。凡赢瘦者不可食。

大枣

[性味]甘，平，无毒。

[主治]主心腹邪气，安中，养脾气，平胃气，通九窍，助十二经，补少气、少津液、身中不足，大惊四肢重，和百药。久服轻身延年(《神农本草经》)。宗奭说：煮取肉，和脾胃药甚佳。补中益气，坚志强力，除烦闷，疗心下悬，除肠癖。久服不饥神仙（《名医别录》）。润心肺，止嗽，补五脏，治虚损，除肠胃癖气。和光粉烧，治疳痢（《日华子本草》）。小儿患秋痢，与蛀枣食之良（孟诜）。和阴阳，调荣卫，生津液（李珣）。

使用注意

味甘助湿生痰蕴热，令人中满，故湿盛脘腹胀满者忌用。实热、湿热、痰热诸疾均不宜。

🍃 三岁陈枣核中仁

[性味] 燔之，苦，平，无毒。

[主治] 主腹痛邪气（《名医别录》）。恶气卒疰忤（孟诜）。核烧研，掺胫疮良（李时珍）。

🍃 叶

[性味] 甘，温，微毒。

[主治] 覆麻黄，能令出汗（《神农本草经》）。和葛粉，揩热痱疮，良（《名医别录》）。治小儿壮热，煎汤浴之（《日华子本草》）。

🌿 形态特征

　　灌木或小乔木，高达 10 米。小叶有成对的针刺，嫩枝有微细毛。叶互生，椭圆状卵形或卵状披针形，先端稍钝，基部偏斜，边缘有细锯齿，基出三脉。花较小，淡黄绿色。核果卵形至长圆形，熟时深红色。

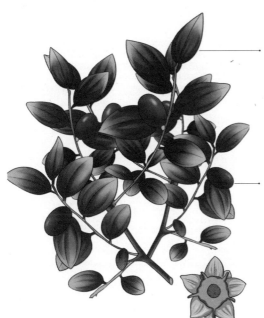

叶
[性味]甘，温，微毒。
[主治]覆麻黄，能令出汗。

果实
[性味]甘，平，无毒。
[主治]主心腹邪气，安中，养脾气，平胃气，通九窍。

* 成品选鉴 *

　　本品呈椭圆形或球形，表面暗红色，略带光泽，有不规则皱纹。基部凹陷，有短果梗。外果皮薄，中果皮棕黄色或淡褐色，肉质，柔软，富糖性而油润。果核纺锤形，两端锐尖，质坚硬。气微香，味甜。

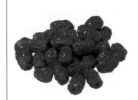

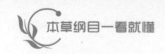

生境分布

生长于海拔 1700 米以下的山区、丘陵或平原，全国各地均有栽培，主产于河南、河北、山东、山西、陕西、甘肃、内蒙古等地。

实用妙方

调和胃气：以干枣去核，缓火逼燥研成末，入少许生姜末，白汤点服，调和胃气甚良。（《本草衍义》）

小肠气痛：大枣一枚去核，用斑蝥一枚去头、翅，入枣内，纸包煨熟，去蝥食枣，以桂心、荜澄茄汤下。（《仁斋直指方》）

妊娠腹痛：大红枣十四枚，烧焦研成末，以小便服之。（《梅师方》）

烦闷不眠：大枣十四枚，葱白七茎，水三升，煮一升，顿服。（《千金方》）

久服香身：用大枣肉和桂心、白瓜仁、松树皮为丸，久服之。（《食疗本草》）

诸疮久坏不愈者：枣膏三升，煎水频洗，取愈。（《千金方》）